Dépôt légal : mars 2016
ISBN : 978- 2-81061-362-5
Éditeur : BoD - Books on Demand
12/14 rond-point des Champs-Élysées - 75008 Paris - France

Jacqueline Rozé

Le Chemin magnétique

autour de la Terre

**Écrit à partir des travaux du Dr Franz-Anton Mesmer
(1734-1815)**

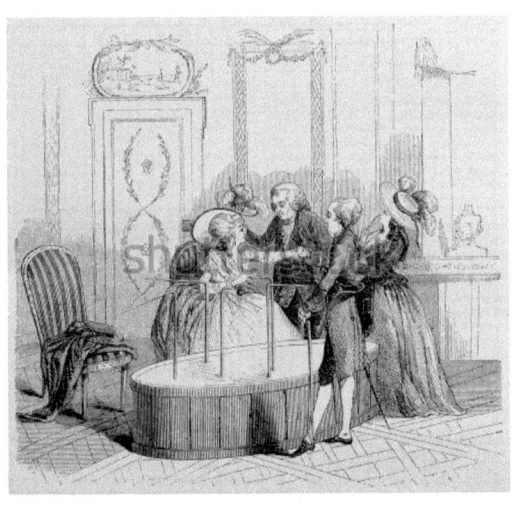

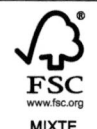

Je souhaite à travers cet ouvrage rendre hommage à tout le corps médical qui, pendant des années, a accepté de me prendre en charge afin de m'enseigner la médecine.

J'ai une pensée particulière pour le Docteur Henrotte, Professeur à Bobigny, spécialiste en endocrinologie dans un cabinet à Chartres où il exerçait, qui m'a permis de vivre l'évolution des pompes à insuline dans les années 1985-1990, mais aussi d'être acceptée, moi, la magnétiseuse, dans les colloques où étaient présents tous ces spécialistes venus de toute la France.

Je pense toujours à ses enfants ainsi qu'à son épouse venue le rejoindre pour le soutenir moralement dans les événements de cette époque, tragiquement disparus à Riad où il était parti fonder une clinique. En ce qui me concerne, il fait partie de ces grands hommes qui ont su donner leur vie pour le bien-être de l'humanité.

PRÉFACE

C'est à la lumière des travaux du sociologue français, David le Breton, que nous allons tenter d'amorcer notre regard sur le magnétisme au travers de la vie et de la pratique d'une magnétiseuse.

Dans les sociétés traditionnelles, le corps ne se distingue pas de la personne. Le cosmos, la matière dans toutes ses formes, sous toutes ses composantes, comprennent l'homme. Composé des mêmes éléments, il est une production originale, mais totalement assimilable à son milieu, qu'il soit minéral, végétal ou animal. Différentes propositions qui ne sont finalement qu'un tout unique et plein.

Entre l'un et le multiple, la séparation n'apparaît que dans l'aspect, mais l'ensemble est homogène et uni.

Dans ce tissu, la trame reste substance, les motifs et les couleurs pourront seulement varier. Chaque société s'est efforcée de donner une réponse à l'énigme de l'être au monde, de l'existence. C'est de par la vision que l'on a du monde que l'homme inscrit sa propre définition. Et la dualité de l'homme et de son milieu est une affirmation bien récente ; elle résulte de l'avènement du corps moderne.

Il implique la coupure radicale de l'homme avec l'homme, de l'homme avec le cosmos.

L'individu se sépare de son milieu, de lui-même, en avançant plutôt qu'il a un corps, non pas qu'il est un corps.

Ces conceptions s'organisent dans un contexte social où la place de l'homme se modifie du fait de nouvelles « stratégies » de pensée. Le terme est un peu fort et il résulte peut-être plus d'un ensemble de notions qui échappent comme telles à la compréhension immédiate.

Sans entrer dans le détail, c'est avec l'émergence d'une pensée rationnelle positive et laïque sur la nature, au recul progressif des traditions populaires locales du même fait, que le rapport au corps change.

L'histoire de la médecine est le plus sûr garant de cette structure nouvelle qui pointe depuis fort longtemps. Mais il reste tout à fait impossible de dire que cette vision de la nature que le monde occidental propose aujourd'hui comme une vérité, comme la science, soit effectivement unanime. Elle l'est certainement de prime abord, elle peut aussi s'évanouir dans certaines circonstances toujours prêtes à émerger de nouveau.

La médecine classique écarte de ses soins l'homme malade, son histoire personnelle, sa relation à l'inconscient, pour ne considérer que les processus organiques qui se jouent en lui. Elle demeure ainsi fidèle à l'héritage vésulien, elle s'intéresse au corps, à la maladie, non au malade.

Si le corps semble aller de soi, rien ne semble plus insaisissable toutefois. Qu'il existe, cela va de soi, mais son être ne fait pas l'économie de la parole, de la pensée sur le corps, et cette dimension, cette épaisseur, change tout le propos.

C'est dans notre imaginaire que nous puisons nos images corporelles, non pas dans notre imagination, mais dans notre capacité à imager le corps et la personne par extension.

Nous verrons cela plus amplement dans la question de la folie. Cette perception d'une disparition du corps, d'une irréalité quant à son existence même, quant à sa forme même.

Pour illustrer un peu ses propos, nous utiliserons le savoir de Maurice Leenhardt dans l'une de ses études de la société canaque. Dans cette civilisation mélanésienne, le corps emprunte ses caractères au règne végétal. L'existence ne se sépare pas de son entourage vivant, elle est intimement confondue avec le réel. Le terme KARA désigne la peau de l'homme et l'écorce de l'arbre. PIE signifie à la fois muscle, chair et (ou) noyau des fruits. Les os et la partie dure du cœur du bois se nomment de la même façon.

Ce n'est pas là un effet de métaphore, mais plutôt une indéfectible liaison, une ligne discontinue, non pas de l'un à l'autre, mais dans le monde.

Rien ne se détache de cet univers où se rencontre des formes diverses qui sont le fruit d'un même *étant*.

De même que la vie est une, la mort n'existe, chez les Canaques, que comme passage d'un état à un autre. Elle ne signifie aucunement la fin, une fin. Elle implique le mouvement, l'ondulation nécessaire à un changement de catégorie de l'*étant*.

Corps gigantesque formé de différences, le monde ne supporte pas l'individualité qui disparaît au profit d'un ensemble vivant.

Consubstantielle à ma vie, ma pratique du magnétisme ne se désolidarise en aucun cas de ma biographie. C'est pourquoi j'ai choisi d'en faire apparaître les quelques instants les plus caractéristiques sans doute. Parce que rien ne se fait par hasard, je ne peux faire l'économie de ce qui fera de moi une magnétiseuse. Je remarque vite que je ne prends pas un chemin classique dans la vie. Dès ma petite enfance, j'éprouve un étrange trouble, une sensibilité aiguë, ce sentiment d'être de nulle part.

Sans cesse, réclamant les bras de cette mère trop lointaine, je ne me résous pas à lâcher prise quand vient le temps douloureux de l'école. L'amitié de mes camarades ne viendra jamais combler cette souffrance qui vivait en gésine dans mon corps, au quotidien.

Lourde était ma peine, difficile sera mon chemin d'adulte. Au hasard de mes jeunes années, les images défilent maintenant plus vives en mon esprit. Accabler une mère si touchée elle-même par la vie ne me semble pas adéquat. Mais sa propre histoire a creusé les traces profondes de mon désarroi présent et passé. C'est dans cette attente jamais satisfaite que je commence à marcher sur un sol instable.

Mon père part à la guerre de quarante et en revient mutilé. Il rentrera à Nantes en pyjama, comme un homme errant.

C'est mon frère aîné, Bernard, qui s'occupe de moi avec attention. De huit ans plus vieux que moi, avec une patience d'ange, il supporte mes petits cris stridents quand je n'obtiens pas de lui qu'il joue à la dînette.

En 1943, lors du bombardement de Nantes, notre appartement de la rue de l'Abreuvoir est soufflé. Nous envisageons alors de partir pour Pannecé, à la campagne.

Vivre à la ferme allait nous changer de notre logement où les rats avaient élu domicile, ces énormes rongeurs, gros comme des chats, qui venaient se sustenter du peu que nous avions. Attirés par l'eau des canalisations éventrées, ils finissaient par s'empoisonner avec la Mort au rat que nous leur servions avec délice.

Le jour du bombardement, le 16 septembre 1943, ma mère et moi sommes au Jardin des Plantes. Soudain, l'alerte retentit. Je me situe dans le bas du jardin avec quelques camarades. Le temps de remonter les allées pour rejoindre ma mère et déjà les premières bombes s'abattent sur la ville.

Ma mère se précipite sur moi et, très vite, me pousse sous les camélias bordant l'entrée principale, puis se couche sur moi.

Trente-cinq ans après cet événement, j'ai éprouvé le besoin de revenir sur ce moment de bonheur. À soixante ans, je me suis mise à pleurer devant le massif de fleurs où jadis ma mère m'avait montré son amour.

J'ai toujours beaucoup souffert de voir les enfants dans une situation difficile. Peut-être pouvais-je y voir ma propre douleur projetée. Pour tous ces gosses livrés à eux-mêmes qui hantaient la rue du Marchix à la recherche d'une poubelle généreuse, qui ont pu tolérer l'insupportable affront de ne pas avoir de quoi survivre, je tire mon chapeau.

Si vous passez dans cette rue, pensez à ces femmes syphilitiques, que la faim rendait folles. Pour un coin de lard déniché parmi les déchets, une querelle sanglante ne manquait pas de se déclencher, cette rage de vivre malgré tout.

Chaque rue emporte ses secrets dans la pierre. Mon frère aîné disait toujours que rien ne sert d'aller au cinéma, la vie se trouve à deux pas de chez soi. Le réel ne manquait pas de nous sauter au visage avec force et insistance.

Bientôt, la guerre nous pousse à quitter le quartier. Nous ne ressentons pas la moindre nostalgie quand nous partons pour Pannecé.

Réfugiés dans ce petit village, il nous faut bien travailler. Mon père scie du bois à longueur de journée pour un petit exploitant qui le revend pour la fabrication du charbon de bois. Ma mère et moi ramassons les copeaux qui nous serviront de bois de chauffage. Pendant l'hiver 1943, notre charrette ne cesse de s'embourber dans cette forêt aux chemins détrempés. Les religieuses et certains fermiers n'hésitent pas à nous faire ressentir que nous sommes de trop. Ils nous appellent les *réfugieux*. Terme bien indélicat quand l'on est déjà fort peiné d'avoir à dépendre de quelques litres de lait pour vivre. À la maison, outre l'insalubrité et le froid qui règne, je ne dispose que d'un coin de table pour étaler mes cahiers.

Pour tenter de sortir de mon isolement, et par volonté de satisfaire mes parents, je trouve rapidement un emploi dans une épicerie de la rue du Marché. Je livre des casiers de quinze litres de vin, que je porte sur mon épaule droite.

Dans la main gauche, je m'efforce de soutenir encore six autres bouteilles.

Ces efforts au quotidien me valent bientôt une santé défaillante. Le médecin s'aperçoit vite que je dois cesser cette activité. Mes parents ne prêtent pas attention à cela, ils ont leurs propres problèmes.

C'est à peu près à cette époque-là que je deviens une « chèvre » !
Rien à voir avec la douce créature velue. Disons plutôt que je me prête à un jeu fort dangereux, mais plein de mystère pour la jeune fille que je suis.

C'est la grande époque de la traite des blanches. Dans ces années, autour de 1955, nombre de femmes disparaissent sans laisser de trace.

Un inspecteur de police me fait une proposition et je l'accepte. Il s'agit, vous l'aurez compris, de bien vouloir attirer la convoitise de quelques proxénètes.

Sous haute surveillance, je m'infiltre peu à peu dans le milieu. Ces hommes anesthésiaient leurs victimes avant de les embarquer pour l'étranger.

Je me fais vite admettre dans le groupe des proxénètes et je connais leurs habitudes, leur repère. Leur cache se situe dans un restaurant de Clermont-sur-Loire, et ils se déplacent en barque, sur le fleuve, pour plus de sécurité.

Je m'aperçois avec horreur que certaines épiceries du Quai de la Fosse cachent des captives. Qui aurait cru que ces « bons commerçants » étaient complices d'une si sordide entreprise ?

Le jour où un *convoi* va être acheminé, je commence sérieusement à paniquer. Je demande à mon patron de rester dans les environs quand j'assiste alors au départ des femmes.
Au moment crucial, il est pris de je ne sais quelle angoisse et se met à crier ! La police se voit dans l'obligation d'agir et interrompt ainsi la terrible série des enlèvements.

Je me demande à présent d'où me venait cette incroyable capacité à me lancer dans de telles aventures.

Quelque temps plus tard, je vais travailler à l'U.F.C.V. où j'occupe un poste de monitrice dans des colonies sanitaires. Que de misère et de nervosité chez ces jeunes filles abandonnées, que Marie-Thérèse et moi avons en charge !

Mais la profonde misère dépasse les idées que l'on peut en avoir. Cette petite fille que son père vient chercher alors qu'il s'est évadé de prison nous reviendra choquée et meurtrie, abusée par celui qui lui a donné la vie. Devant tant d'horreurs, notre mère supérieure deviendra aveugle à l'âge de quarante-cinq ans.

Puis, je me rends à Bailly, en Seine-et-Oise, pour travailler avec des enfants handicapés.

La rencontre avec la directrice, une Alsacienne qui nous fait servir une choucroute garnie tous les lundis, me refroidit !

Là non plus, la vie n'est pas simple. À vingt-trois ans, je découvre le comportement homosexuel des jeunes garçons. J'étais bien naïve.

L'un d'eux, nommé « l'orang-outang », me coince la tête entre les barreaux d'une chaise un jour où j'avais décidé de séparer les couples. J'ai bien cru y rester.

Je rencontre une violence sourde, profonde, et à mes risques et périls, j'interviens pour que les choses se passent le mieux possible. C'est plus fort que moi, je me dois d'agir. Le sentiment d'injustice n'a toujours fait que s'accroître en moi. À l'encontre de l'incompétence manifeste de la directrice, je prends des initiatives et par là même des risques.

Avant l'heure du lever du soleil, je m'occupe de Michel et de Christian, en secret. L'un est mutique, l'autre marche sur la pointe des pieds. Avec tout mon amour, je tente de leur permettre de recouvrer un semblant d'autonomie. Mes efforts seront récompensés pour chacun d'eux. Avec le recul, je me rends compte que ma passion de soigner se révèle de plus en plus. Mais cela ne suffit pas à me rendre la joie. Mon moral décline dangereusement. Je me pose la question du sens de ma vie, et la fatigue aidant, la tristesse m'enveloppe bien souvent.

Ne sachant plus à quel saint me vouer, je me précipite dans une relation avec le chauffeur de l'institution. Comme l'on se raccroche à une bouée de sauvetage, j'épouse cet homme qui a trente-cinq ans de plus que moi. Sans amour et avec une effroyable nécessité de continuer à vivre, ma vie me laisse un goût amer.

Ce 29 avril 1959, la cérémonie blafarde m'envoie directement en enfer. Je ne le saurai que plus tard.

Personne n'assiste à cette union insensée, sinon deux filles de l'institution qui nous prêtent leur présence pour témoigner.

Quand mes parents apprennent ce fait, mon père me défend de me rendre à son enterrement.

Je ne suis jamais allée au bal. Je ne sais pas ce que c'est que de sentir le parfum doux d'un homme qui m'entraîne au son de la musique. J'ai bien connu quelques garçons, mais la vie a voulu que je ne puisse concrétiser le moindre de mes attachements.

En 1956, j'avais rencontré un homme à l'île d'Yeu. J'avais vingt et un ans. Ensemble, nous avions admiré un coucher de soleil. Seuls sur cette plage, le temps semblait suspendu… J'appris qu'il devait rejoindre l'expédition de Paul-Émile Victor en tant que coopérant. Mon cœur se crispa. Trois ans dans l'Antarctique. Une éternité de glace entre nous.

C'est probablement ma foi qui m'a permis de ne pas faire de bêtise. À la recherche d'un brin de tendresse, je me suis perdue dans les bras d'un homme bien plus vieux que moi.

Enfant, déjà, je ressentais ce désir de mourir. Il fut décuplé à la naissance de mon petit frère, car je devenais alors la dernière roue du carrosse. Je m'évadais et partais seule dans la nature, à la pêche le plus souvent. Dans l'eau qui scintillait, je mirais ma triste mine. Attirée par les fonds muets et calmes, je ne sais ce qui m'a retenue de ne pas sombrer à tout jamais parmi les pâles nuances bleutées.

L'eau m'a toujours procuré une sorte de plénitude. Je crois aussi qu'elle symbolise bien la fin de la guerre, les promenades dominicales avec mes parents. Sur l'Erdre, une des plus jolies rivières de France, les bateaux-lavoirs dessinaient une merveilleuse ligne noire sur l'onde. Au cœur de la ville de Nantes, ils présentaient leurs grosses figures rassurantes et tellement odorantes que j'aimais à tourner autour de leurs gros ventres savonneux. Sur le pont, les énormes marmites, toujours pleines de linge fumant, bouillonnaient sur les feux. Un peu de savon, de la cendre et du laurier, voilà de quoi était constitué le liquide des marmites. Ce breuvage n'intéressait que les ablettes qui se faisaient une joie de venir « butiner » les bulles qui se formaient sur l'Erdre quand les battoirs avaient projeté de belles gerbes blanches par-dessus bord.

Déjà, soixante ans sont passés et je revois les images comme si elles se déroulaient sous mes yeux.

Ceux qui ont assisté aux bombardements, ceux qui ont vu les corps enterrés sous les pavés, ceux-là ne sauront plus regarder le monde avec le même esprit. L'odeur de la mort, du feu et de la douleur, cette inoubliable âpre vapeur toxique. Sous la pierre fumante gisaient des enfants, des femmes et des hommes arrachés à la vie. J'ai connu une femme devenue folle après les bombardements de 1943. Elle était restée enfermée trop longtemps dans une cave.

* * *

Ce bref aperçu biographique montrera peut-être comment la douleur qui reste au centre de mes premiers pas dans la vie sera le moteur de mon engagement dans la pratique du magnétisme. Cependant, tournée vers la vie, vers une nature plus généreuse, je garde cet idéal d'un homme plus sain et plus à même de rester maître de sa douleur.

RESPECT DE LA VIE

Depuis toujours, la nature représente, pour moi, un domaine sacré. La Loire, ce long fleuve tourmenté et sauvage, me fait penser à ma propre vie.

Pendant mon absence, je ne faisais que rêver à lui. Je voyais son lit ondulant, sa teinte cuivrée et sombre. En suivant le mouvement de l'eau, mon esprit se prenait à vagabonder jusqu'aux portes de l'océan. Ma contemplation semblait inépuisable. J'imaginais la Loire caressant le sable profond et jaune. Le fleuve a une âme. Je me retrouvais bien dans ses aspects insaisissables.

Avec Louis de Funès, à Clermont-sur-Loire, mon père aimait aller pêcher. Les discussions allaient bon train dans la petite barque. Un jour où je participais à cette délicieuse activité, j'eus l'idée de faire une farce à notre prestigieux invité. En arrivant près du bord, au retour, je tirai sur la chaîne d'amarrage au moment ou Louis de Funès enjambait notre embarcation. Après un petit cri de surprise, j'entendis un bon « plouf » qui m'assura que je n'avais pas failli à ma réputation. Ce fut la gifle bien appuyée de ma mère qui ramena mon esprit à bon port !

Je connaissais chaque arbre, chaque brindille. Je savais où se nichaient les colonies de fourmis ; j'aimais les surprendre dans leur travail. Néanmoins, jamais je ne dérangeais leur quotidien. Sans toucher, sans intervenir, j'admirais leur consciencieuse et laborieuse vie.

J'opérais pourtant une entorse à ma « chartre » personnelle. Les vipères subissaient une cruelle exception. J'en tuais tant que je pouvais, puis je les alignais les unes à côté des autres pour les apprécier dans cet état.

Pour le reste, je profitais de la belle lumière du matin où les toiles d'araignées formaient de magnifiques cristaux liquides quand la rosée avait calmement posé son doigt fragile sur les minces fils dorés.

À qui sait regarder avec des yeux neufs, les mouvements imperceptibles prennent des proportions gigantesques. Avec de la patience, de l'acuité et un silence sincère, il est possible de voir s'épanouir tout un monde devant lequel chacun passe sans rien voir.

De la vapeur d'eau aux exhalaisons printanières, le corps se laisse vivre, pour peu qu'il soit bercé par le flot qui caresse la coque d'un bateau et le bonheur est complet.

L'homme présente un comportement beaucoup plus complexe que les animaux, et j'avoue que depuis que je pratique, je ne manque pas de me poser des centaines de questions sur leurs agissements. Il n'est pas rare que j'entende filtrer quelques conversations émanant de ma salle d'attente. Elles sont parfois fort étonnantes quand elles s'adressent à moi. Chacun se renseigne sur mes compétences, mon aspect bizarre.

Peu m'importe que les patients soient honnêtes ou pas, je ne suis pas là pour les juger. Je soigne comme je peux, avec les pouvoirs qui me sont attribués, le reste n'est pas de mon ressort.

Chacun aspire au bonheur, à sa façon ; pourtant, à l'état fœtal, avec les premiers battements de notre cœur, notre passé commence à s'inscrire en nous.

La prodigieuse mécanique cardiaque va se mettre en marche jusqu'à notre fin. Sa relative autonomie nous fait parfois oublier son rôle essentiel. Je m'insurge de voir certaines personnes abuser de la solidité de cet organe. Fumer et désorganiser le corps me paraît être une solution inacceptable.

Avec l'amitié et l'écoute, les maux s'échappent ; un grand nombre de maladies est d'ordre psychologique.

Celui qui sait être attentif se rend compte que chaque chose prend son sens dans la petite enfance. Comme le cancer ou d'autres affections encore, le corps peut altérer ses fonctions et opérer des lésions organiques graves. Elles dénotent une agression tournée vers soi, par soi. Paradoxalement, nous pouvons nous atteindre dans notre chair dans la mesure où nous portons en nous du sens encore inexploré. Certaines l'appelleront « inconscient ». Peu importe d'ailleurs, mais j'insiste et mets l'accent sur cette faculté que l'homme a de garder en lui des significations refoulées.

Dans les années quatre-vingt, les usines de la région de Chartres ont massivement fermé leurs portes. Combien de personnes sont alors venues me consulter pour des problèmes de périarthrite ? Je prodiguais mes soins, mais je savais parfaitement que j'avais le devoir de me mettre à l'écoute, une écoute profonde et sincère, sans juger, sans tenter de comprendre au-delà de ce qui m'était dit. Dans une tentative de laisser le sens recouvrir les maux du corps, je savais qu'à un moment ou à un autre, les paroles viendraient inévitablement reconstruire une santé à ces personnes.

Je me souviens d'avoir moi-même subi un panaris à la suite de la mort de mon maître, celui qui m'enseignait. J'avais ainsi manifesté ma peine, sans l'avoir au préalable exprimée suffisamment en mots. Elle m'était revenue sous la forme douloureuse d'une lésion.

Il serait tellement souhaitable que les médecins prennent en compte cette dimension psychique ; s'ils soignent le corps, ils en viennent encore trop souvent à occulter cette part subjective du mal.

En quelques minutes, souvent, le praticien, médecin généraliste ou spécialiste, expédie son patient après avoir au préalable fait un examen rapide de quelques organes, mais en aucun cas en ayant tenté d'associer les dires du patient à la forme de son malaise.

Autrefois, les médecins connaissaient mieux cet aspect. Ils n'hésitaient pas à rester un moment auprès de leurs patients, à écouter du mieux qu'ils pouvaient.

Le patient en sait toujours plus sur lui-même qu'il ne le dit. S'il ne peut véritablement donner une explication très sensible de sa maladie, il sait toujours apporter des éléments qui orienteront le thérapeute.

Nos maux sont tout à fait pris dans un mouvement symbolique, et ignorer cela revient à ignorer la personne. Prendre en charge la maladie est une chose, prendre en charge la personne en est une autre.

L'enfant a besoin d'être épaulé ; pour qu'il devienne autonome, il est nécessaire de lui offrir toutes les conditions favorables afin qu'il puisse se responsabiliser et ne pas rester pris dans une aliénation.

La vie se prépare dès la venue au monde. L'enfant ressent sa première souffrance dès l'ouverture violente de ses poumons, son premier cri est signe de vie, signe de présence. Cette présence, il faut la considérer, la prendre comme une invitation au respect, à l'écoute.

Combien de nourrissons m'écoutent, me regardent quand je leur adresse des paroles ? Ils ont cette extraordinaire capacité à entendre et donc à se calmer par les mots. Ceux d'une mère seront si importants, qu'ils seront à l'origine d'un développement harmonieux… ou pas. Que vienne à manquer cette communication primordiale, et l'enfant en sera marqué dans une recherche d'amour incessante. Il ne sera plus libre de faire son propre chemin.

Mon éthique consiste à privilégier la vie sous toutes ses formes. Je la respecte et la veux amie. Ma propre expérience devient l'axe autour duquel un patient tendra à réorganiser la sienne. Il me faut cette capacité à privilégier coûte que coûte le versant vital pour accompagner quelqu'un vers la voie de son bien-être tant moral qu'organique, l'un allant rarement sans l'autre.

Combien de ménages font les frais de l'irresponsabilité de l'un ou de l'autre ? Il faut tourner sept fois sa langue dans sa bouche pour ne pas dire de bêtises. Je dois dire que c'est un peu long pour moi. À l'exception de mon métier, où je conserve le plus souvent mon sang-froid, il m'arrive d'aller trop vite, jusqu'à ce que je réalise avoir trop parlé, ou maladroitement.

En Inde se côtoient la médecine dite moderne et la médecine dite traditionnelle. Le guérisseur envisage la maladie sous un aspect global. Il part du principe que le patient s'inscrit au sein d'une histoire familiale qui situe le nœud du symptôme. C'est pour cette raison qu'avant tout diagnostic définitif, il interroge les parents du malade, et ceci avant même de rencontrer l'intéressé.

Souvent, pour expliquer les maux, la famille évoque des esprits maléfiques. Elle se tourne alors vers un exorciste de quartier qui accomplira le « *jhar-phuuk* », un rituel d'exorcisme léger.

Toutefois, dans un premier temps, le malade est le plus souvent conduit à l'hôpital. Après, seulement, les guérisseurs ou l'exorciste peuvent être sollicités.

Le rituel du guérisseur reste relativement invariable. Il consiste en quelques prescriptions. Les laitages, par exemple, deviennent des aliments proscrits. Trois petits sacs de cendres sacrées sont proposés au patient. Le premier sera conservé chez le malade, un autre sera bu après avoir été délayé dans de l'eau, et le troisième sera gardé près du corps.

En France, à une époque encore récente, certains guérisseurs prescrivaient du lait et de la cendre pour les enfants souffrant des vers. Certaines techniques traversent de toute évidence les continents. J'ai néanmoins souvenir que ce breuvage ne donnait pas grands résultats !

Dans ma pratique, je dois distinguer impérativement les maux d'origine somatique de ceux plus psychologiques. C'est pour cette raison aussi que je m'intéresse de près aux traitements pratiqués à l'étranger. Il est toujours intéressant de comparer une civilisation à ses méthodes en matière de soins.

La vision de l'homme que se fait un peuple engendre une médecine particulière, très appropriée à la place de l'homme au sein de l'ordre naturel.

Mais étudions ensemble cet exemple qui nous en dit plus long sur les structures mentales, les coutumes et la façon de traiter un trouble psychologique.

Chez la femme indienne, plutôt citadine, le rapport sexuel est un puissant tabou, plus encore dans le monde musulman, ceci suscite de considérables sentiments de culpabilité.

Les rêves de la femme indienne lui permettent d'accepter ses désirs sexuels si toutefois elle les déplace sur un homme étranger. Il s'agit là d'une stratégie thérapeutique relativement novatrice.

Dans le sous-continent indien, le rêve revêt une importance capitale. Il est le messager de la vérité et symbolise la configuration mentale de l'individu.

L'hindouisme comme l'islam sont des religieux qui ont su conserver à l'expression onirique sa valeur de code à interpréter.

Les musulmans du Penjab pensent néanmoins que le rêve n'a qu'une valeur indicative.

Il existe, à mon sens, une part d'intuition chez le thérapeute également.

Le soigneur musulman récite en silence des versets du Coran, et une bouteille d'eau à la main, il prescrit au patient d'en boire quelques gouttes chaque jour.

Les magnétiseurs travaillent ainsi. IL leur arrive de donner de l'eau à boire, à la différence que cette eau a été magnétisée. N'importe quel aliment pourra être magnétisé, les tissus aussi, les vêtements. La viande, par exemple, devient imputrescible et change de coloration, de consistance.

Si le magnétiseur intervient pour soigner, il ne pratique pas dans le but de chasser des démons, comme le fait le guérisseur indien.

Je ne peux éviter de penser à ces escrocs qui vendent toutes sortes d'objets magiques ou d'amulettes sacrées sous prétexte qu'ils rendront la santé ou l'amour à l'individu. Hors contexte culturel, de telles manipulations valent la peine qu'on les dénonce.

La littérature occidentale désigne par des termes plus ou moins respectueux les envoûteurs, prêtres vaudou et autres sorciers. Il serait sans doute plus adéquat de parler de charlatans.

Il existe une autre figure en matière de thérapie : le chaman. Originaire d'Asie, c'est un personnage universel, généralement spécialisé dans les maladies de l'esprit. Deux aspects coexistent dans sa personnalité. Tantôt perçu comme un malade mental lui-même, tantôt vu comme un religieux, il est le médiateur entre les membres de la communauté pour tout ce qui concerne le domaine du sacré et de la signification de la vie.

Souvent, sa finesse psychologique et ses capacités intellectuelles font de lui l'homme le plus important du groupe.

Notre compréhension actuelle du phénomène chamanique doit beaucoup au travail de Claude Lévi-Strauss, le célèbre anthropologue.

Le chaman comme le psychanalyste ont un rapport avec la part inconsciente de notre être. La perception positive du chaman reste récente. Il arrive que des magnétiseurs travaillent avec un chaman.

En Occident, leur présence est rare, et ceux qui désirent remonter dans le temps pour retrouver la forme de leurs vies antérieures peuvent avoir recours à leur savoir. Il existe d'autres méthodes pour pouvoir visualiser les contours d'un passé antérieur.

Les guérisseurs disparaissent peu à peu, laissant derrière eux un savoir sensible immense. Notre civilisation gagnerait à leur montrer un peu plus de sollicitude.

Mon grand-père maternel soignait beaucoup par les plantes. Il était également un excellent rebouteux. Ma mère, malheureusement, n'a pas eu le temps d'apprendre de lui : il est mort du tétanos quand elle avait quatorze ans.

Les revendeurs de plantes, douteux, ne sont-ils pas portés par la médecine classique ? Si le pharmacien reste le seul à maîtriser le pouvoir des végétaux, comment expliquer le discours accrocheur d'un représentant véreux qui soutiendra que ces produits peuvent venir à bout d'une paralysie ? Une colonne vertébrale brisée le restera, rien ni personne n'y pourra rien !

C'est au dix-huitième siècle que Carl Von Linné, le célèbre savant suédois, prend en charge la nomination et la classification de toutes les espèces de végétaux.

Les huiles essentielles de qualité comportent de dangereuses propriétés. Il ne s'agit pas de dépasser la dose prescrite. J'ai eu à intervenir sur un sujet présentant une forme de coma éthylique à la suite d'un abus de ce genre. J'ai moi-même voulu faire l'expérience de ce type d'excès. Ma jeunesse m'a permis de m'en sortir indemne. J'ai cependant pu constater à quel point une issue fatale aurait pu me punir de ma curiosité.

C'est exclusivement sous contrôle médical que l'on peut absorber un quelconque produit. Diluées dans un verre d'eau, sous forme de massage, les huiles essentielles peuvent gravement endommager, brûler.

Néanmoins, certaines molécules pourront bientôt éradiquer certaines maladies graves. Je me souviens que ma mère utilisait une petite fougère sous forme de tisane pour soigner la bronchite. Pour la coqueluche et les diverses formes de maladies pulmonaires, elle plaçait une vessie de porc emplie de sucre candi dans un seau qu'elle suspendait au-dessus d'un puits. Le sirop recueilli permettait l'expectoration.

La bêtise des hommes m'attriste souvent. Ils s'infligent des douleurs qui pourraient leur être largement évitées. Mais que faire sinon les ramener vers un état de santé convenable ? La société de consommation les a cependant rendus plus avides, plus lointains… Ma pratique viendra conforter cet esprit tourné vers un monde naturel qui repose sur la certitude d'un fluide universel unificateur.

La pratique du magnétiseur reste marquée du sceau du mystère. Pourtant les règles existent et elles sont particulièrement strictes. Il ne suffit pas d'avoir du magnétisme pour exercer, tant s'en faut ! Je continue à être tellement ulcérée de voir des charlatans s'intituler magnétiseurs, qu'il me faut garder certaines choses pour moi. Même si, de toute évidence, un charlatan est vite découvert par les patients qui ne s'y trompent pas. Malgré tout, le mal qu'un escroc peut faire à un individu peut s'avérer très grave et parfois irréversible. Mais sur ce point aussi, il me faudra revenir, au moins pour mettre les patients en garde contre de tels manipulateurs.

Il existe de grands magnétiseurs et pour ceux-là aussi il me faut rendre compte de notre pratique pour qu'ils puissent continuer à aider et à soigner comme ils le font.

Certains d'entre nous ont des pouvoirs associés, ainsi il n'est pas impossible de communiquer par télépathie, de contacter les personnes décédées, de les recevoir également. Ainsi, cette histoire que je vais vous raconter pourra vous donner une idée de la chose.

Le siècle prochain apportera vraisemblablement des réponses à ces questions que je me pose, que tout le monde se pose. Certaines sont d'ores et déjà connues ; elles bouleversent cependant tellement nos croyances qu'elles restent dans le silence de nos chercheurs. Mais il n'est pas de mon ressort d'en faire mention ici. Je peux, par contre, exposer comment les ondes vont agir sur nous et à quel niveau.

En visite avec quelques amis, nous choisissons de nous rendre dans une église dans laquelle se trouvent des reliques. En leur présence, je sais à présent que je perds connaissance. Au début de notre visite, le guide nous présente des reliques, mais je ne ressens rien de particulier. Il précise qu'il ne peut garantir leur authenticité. Ceci explique cela.

Plus loin, dans un petit village où il n'est pas question de reliques, nous descendons dans une crypte afin de voir certains objets relatifs à la guerre de 1870. Il y a là des vêtements de soldats, des armes. Au fur et à mesure que nous nous engageons sous terre, le soleil de la Beauce s'amenuise et bientôt nous sommes dans l'obscurité la plus totale. Une fois au fond, je suis prise d'un terrible malaise qui m'oblige à m'adosser contre un mur. Mon vertige prend de l'ampleur et je repère des escaliers vers lesquels je tente de me frayer un passage parmi la vingtaine de curieux. Je sens qu'il me faut regagner la surface le plus vite possible. Je ne sais comment je parviens à atteindre la lourde porte qui me fait face. Je lutte non seulement pour l'ouvrir, mais aussi pour rester sur mes jambes. La fille d'une amie se rend compte de mon état et tente de me ramener à l'air libre. Dès que j'atteins l'extérieur, je me laisse aller sur le sol. Bernadette me questionne et je lui dis sans hésitation que la crypte cache des reliques. Elle me raconte alors qu'il s'agit du tombeau du général de Sonis, lequel repose derrière la paroi où nous nous trouvions. Ce militaire défunt avait été un saint homme. Il se flagellait après chaque bataille pour demander pardon à Dieu d'avoir conduit des hommes à la mort.

Dans mes premières années de pratique, j'en venais à me demander si Dieu ne voulait pas me mettre à l'épreuve tant il m'arrivait de me trouver dans des situations difficiles, voire saugrenues. Et il me fallait bien m'en sortir pour évaluer ma résistance, mais également pour rencontrer mon propre pouvoir.

Le magnétisme que dégage le magnétiseur se faufile hors de son corps. Ainsi, il ne lui est pas utile de toucher les patients pour les charger positivement. Les ondes se propagent dans les murs de mon habitation et les pièces sont ainsi de véritables réservoirs.

Quand j'habitais Chartres, j'avais trouvé un petit chat dans le sous-sol de l'immeuble. Il n'avait guère plus de quatre semaines quand je l'avais ramené chez moi. Fragile, au début, il est vite devenu un vrai petit tigre ! Il se régalait à me sauter sur les jambes pour me montrer comment ses petites griffes fonctionnaient bien. Ses jolies dents fines avaient l'air d'être tout aussi efficaces. Je m'étais vite rendu compte qu'il souffrait du trop-plein de magnétisme contenu dans mon appartement. J'avais alors décidé de le sortir fréquemment pour qu'il se « nettoie » et recouvre un peu de tranquillité.

Mais il avait trouvé une parade bien plus intéressante. Il me réclamait toujours une sortie quand il pleuvait beaucoup. Si je n'appréciais pas trop l'excursion, j'observais que mon petit chat se mettait la gueule entière dans de profondes flaques d'eau. Il ne craignait pas non plus de se jeter dans l'eau de mon bain pour en ressortir trempé jusqu'aux os. Au début, je me demandais si j'avais affaire à un chat ou à une sorte de grenouille poilue ! Puis j'ai compris qu'il se débarrassait du magnétisme que je véhiculais. J'aurais pu m'en douter parce que j'en fais moi-même autant en me lavant souvent les mains et en prenant un bain chaque soir pour pouvoir dormir dans le calme.

Une charge trop forte peut en effet apporter bien des désagréments. Ainsi, il n'est pas rare que j'actionne les interrupteurs de ma maison avec la deuxième phalange de mon index. Souvent, une flamme vient lécher mon doigt en réaction aux ondes que je dégage. Je perturbe tous les objets électriques et électroniques. En fin de journée, le magnétisme contenu dans mon corps dépasse de loin la dose supportable. C'est à ce moment-là que je dois faire attention. Outre la fatigue qui s'abat sur moi, je suis capable de faire sauter les plombs, de casser un système d'alarme rien qu'en passant à deux mètres du mécanisme.

Le magnétisme, invisible et inodore, n'en est pas moins un puissant analgésique. Si jamais une personne reste trop longtemps auprès de moi, elle finit par s'endormir profondément sans avoir la possibilité de faire quoi que ce soit contre cette fatigue subite.

Le magnétiseur est aussi appelé bioénergéticien. Les véritables professionnels ne demandent qu'à collaborer avec les médecins. Il arrive que ce travail commun puisse se faire, certains généralistes et spécialistes n'hésitent pas à travailler de concert avec un vrai magnétiseur.

D'autres répugnent à accepter qu'un autre thérapeute puisse intervenir là où ils ne peuvent plus apporter de réponses. Le professeur Yves Rocard a pourtant démontré la puissance du magnétisme, comme l'ont fait des biologistes de l'Université de Manchester, en Grande-Bretagne. Tous s'accordent à dire que le corps humain recèle des cristaux particuliers. Les magnétiseurs possèdent un nombre de ces molécules très largement supérieur à celui rencontré chez des êtres ordinaires. Des chercheurs américains ont localisé cette substance dans le cou et le cerveau des pigeons, mais aussi dans le crâne des baleines, des dauphins et des orques. On peut également en trouver sur le ventre des abeilles et de nombreuses espèces d'insectes.

Comment agit ce fluide ? Pour ma part, je sais qu'il régénère les cellules. Par mon expérience, j'ai pu noter que certains patients victimes de plaies variqueuses cicatrisent beaucoup plus vite en bénéficiant des soins magnétiques. Les chirurgiens et les médecins le constatent aussi sans pouvoir y apporter une réponse. J'ai prodigué des soins à des enfants, à des animaux. Le magnétiseur décèle les parties lésées du corps par l'imposition des mains. À ce moment-là, le patient ressent une chaleur à l'endroit précis qui le fait souffrir. Les médecins connaissent leur affaire et il serait bon qu'ils puissent tolérer nos capacités pour les mettre au service du patient. Cette sensibilité tactile est un avantage pour les soins, dans la vie courante. C'est par contre un inconvénient quand les effets procurent des malaises.

Le magnétisme a été reconnu dès l'Antiquité. C'est Franz Anton Mesmer qui a cependant conceptualisé la théorie et la pratique, à la fin du dix-huitième siècle.

Les facultés du magnétiseur sont nombreuses, mais lui-même ne s'explique pas toutes ses possibilités. Les phénomènes qu'il observe dans le corps des patients comme dans le sien propre restent parfois énigmatiques.

J'ai soigné des enfants énurétiques, parfois plusieurs en même temps. Je savais parfaitement que dans la nuit, je me retrouverais baignant dans ma propre urine. Il me fallait me munir de grosses serviettes éponges.

En effet, le magnétiseur incorpore le mal du patient. Il devient lui-même la maladie. C'est aussi pour cette raison que je dois souvent me laver les mains. Pour me débarrasser de ces ondes reçues et pour ne pas les transmettre à mon tour à d'autres. Mes fins de journées sont éprouvantes et j'ai hâte de me défaire de ces influx.

Le magnétiseur ne se contente pas de placer ses mains là où il sent le désordre, il lui faut aussi visualiser la partie malade. Quand je me suis fait opérer des amygdales, pendant l'anesthésie, j'ai pu visualiser tout mon corps de l'intérieur.

En 1976, à la suite d'une embolie pulmonaire, j'ai aperçu mon poumon gauche empli de sang. Le pneumologue voulait m'hospitaliser pour se rendre compte de cela. J'ai refusé et ai évité un examen qui aurait confirmé mon impression.

Cette capacité à visualiser me permet également de travailler sur un support photographique et ainsi de soigner à distance. Je serais bien incapable d'expliciter ce phénomène et encore moins d'indiquer comment les ondes magnétiques peuvent cheminer ainsi jusqu'à atteindre leur cible. Ce que je sais par contre, c'est que la photographie sur laquelle je travaille finit par me brûler les doigts si la personne que je traite présente de graves troubles.

Il s'agit en réalité d'un état. De la même façon, si je me trouve au milieu d'une foule et qu'une personne malade se situe près de moi, je vais attirer son mal sur moi, comme un aimant attirerait un objet métallique.

Le fluide est extrêmement puissant et si je me trouve trop longtemps à côté d'une personne, elle finit par s'endormir. Encore, dernièrement, une dame qui venait à ma consultation accompagnée de sa fille s'est assoupie. Nous avons discuté un peu avant de la retrouver dans la salle d'attente, la tête penchée sur son thorax, en proie à un apaisement profond.

Dans ma maison de Menton, ce ne sont pas moins de dix-huit ans de pratique qui ont teinté les murs d'ondes solides et persistantes. Mon maître venait s'y reposer et je n'ose imaginer la puissance du magnétisme de deux magnétiseurs dans la bâtisse.

Mon quotidien est ainsi la proie de diverses dérives liées à mes capacités. J'ai remarqué avec déception que je déréglais les ordinateurs et toutes sortes d'objets électroniques. J'ai aussi noté que je pouvais passer la douane avec un nombre incalculable d'objets métalliques

sans que les appareils de détection ne le signa-
lent. Même chose pour les radars de police. Ils
deviennent subitement fous sans que quiconque
ne puisse explique ce phénomène.

Mon action sur les brûlures corporelles,
par exemple, me permet d'oublier ces petits tracas. Le fluide assèche la zone lésée et permet une
cicatrisation totale et imperceptible.

L'histoire de Marie-Amélie pourra mettre
tout ceci en évidence. Cette jeune femme travaille sur des voiliers appartenant à de riches
armateurs. Elle cuisine pour l'équipage pour les
touristes. Cela ne l'empêche pas d'effectuer ses
quarts, comme tout matelot digne de ce nom.
Ce jour-là, le voilier fait escale à Rhodes. Marie-Amélie exécute une manœuvre et se brûle
gravement les mains : un cordage file entre ses
paumes et la vitesse aidant, elle se retrouve en-
sanglantée. La douleur est vive et seul un médecin pourrait venir à bout de cette lésion importante. Mais le caractère obtus de la jeune femme
lui fait refuser toute intervention médicale. Elle
tente de me joindre par radio et, au moment où
j'apprends l'accident, je me mets très vite au travail. Toute la nuit je me concentre sur la partie
meurtrie. Le lendemain matin, je constate avec
joie que mon interlocutrice ne souffre plus et

que, en outre, elle continue à effectuer ses tâches manuelles avec un bandage !

Le magnétiseur peut très valablement lever les brûlures. Que la science explique difficilement les effets du magnétisme est une chose, qu'elle refuse les atouts de cette pratique en est une autre. Pourtant, certains médecins de Chartres l'avaient compris. Ils me laissaient le champ libre et ma réputation avait pu franchir le seuil de leurs cabinets. Comment refuser à un praticien de permettre à un patient de ne plus souffrir ? Si je me concentre sur une brûlure, les dix premières minutes augmentent la douleur, c'est ce moment où je capte la souffrance. Si le patient hurle, je sais cessera de souffrir dans les secondes qui suivront. Quand j'en arrive à cautériser la plaie, la douleur s'amenuise jusqu'à disparaître totalement.

Je soignais de grands brûlés qui séjournaient à l'hôpital. Les médecins les plongeaient dans de grands bains afin de retirer les peaux carbonisées et amenuiser la douleur. Mais au sortir des bacs, la vivacité de la douleur reprenait le dessus et j'intervenais pour permettre une bonne cicatrisation et un apaisement du mal.

* * *

Les recherches médicales en thanatologie démontrent qu'il y a une possibilité de vie dans l'au-delà. Le docteur Raymond Moody l'explique dans son ouvrage écrit en 1977 : « *La vie après la vie* ». Dans le même sens, le docteur Élisabeth Kubler-Ross consacre ses recherches à l'étude de la mort. Sa mission consiste à dire au monde entier que la mort n'existe pas, qu'il s'agit d'un concept inventé par les hommes pour organiser leurs besoins terrestres.

À l'heure actuelle, combien reçoivent de messages de leurs disparus ? Ne faut-il pas réfléchir sur notre vie présente ?

Quand j'étais chez monsieur et madame Claude, en 1943, je partageais parfois mes jeux avec deux enfants réfugiés tout comme moi. Ils venaient de Paris et nous aimions admirer les roses trémières. Avec les pétales, nous formions de petits ballonnets que nous faisions éclater sur notre front. Instinctivement, j'avais mis ma main sous un beau bouton. Quelques minutes plus tard, la fleur s'était ouverte, à la plus grande surprise de tous. Puis ses pétales avaient chuté tout aussi vite. Le cycle de la fleur s'était accéléré sans que je sache pourquoi. Les enfants, abasourdis, avaient appelé madame Claude pour qu'elle vienne expliquer le phénomène. La dame s'était contentée de passer sa main dans mes cheveux en me disant quelques mots tendres. Elle avait ajouté que je venais de Nantes et que c'était pour raison que j'étais capable de faire naître les roses. Les deux garnements s'étaient alors mis en tête qu'il leur fallait venir vivre dans cette ville apparemment divertissante !

Le magnétisme agit autant sur les hommes que sur les animaux et les végétaux. Quand j'étais agent administratif, je permettais aux plantes de survivre dans cet environnement peu sain que constituaient les bureaux. Après mon départ, chaque plante commença à décliner pour venir mourir.

Les végétaux possèdent une aura, une vie qu'il est bon de respecter parce que ce sont eux qui procurent l'oxygène à l'homme. C'est autour des événements agricoles que nos aïeux festoyaient. Ils savaient honorer la terre et lui rendre l'hommage adéquat.

À Pannecé, dans la ferme de monsieur Gauthier, je fus un jour victime d'un malaise d'origine gastrique. On m'emmena chez monsieur Neveu, un guérisseur qui officiait près de Saint-Jacques, à Nantes. Grâce à ses soins intensifs et à l'ingestion de certaines plantes, je retrouvai ma santé. Malheureusement, cet homme connut de graves problèmes liés à l'exercice de sa profession. La médecine traditionnelle lui causa bien des tracas. Dire qu'il soignait des médecins, certains venant de l'étranger pour le consulter !

Fin janvier 1947, mes ennuis intestinaux prenaient fin quand j'eus un grave problème au pied gauche. Mes orteils commençaient à pourrir dangereusement ; la voûte plantaire fut atteinte également. Le médecin m'envoya chez le spécialiste qui ne préconisa rien de moins que l'amputation ! Ma mère et moi étions abattues. Puis l'idée d'aller chez le guérisseur me vint. Je vois encore ma mère faire volte-face avec le landau dans lequel était mon petit frère ! Monsieur Neveu m'ausculta et me dit qu'il s'agissait d'une furonculose et qu'il était hors de question de m'amputer !

Après ses soins, j'allai m'allonger et, comme l'avait dit l'homme, ma douleur s'amplifia et le pus s'écoula abondamment de mes plaies.

Un mois après, mon pied était comme neuf. Plus une seule trace de pourriture et plus de souffrance.

Un jour où je visitais un aquarium avec quelques amis, ma curiosité fut attirée par une tortue de mer géante. Elle se dirigeait très exactement dans ma direction et me regardait avec une force incomparable. Je ne pouvais d'ailleurs pas détourner mon visage. Elle tentait de m'hypnotiser. Je précise que pour hypnotiser quelqu'un ou un animal, il faut être doué de certaines qualifications, ce qui n'est pas mon cas. Pourtant, de mon côté, j'exerçais sans doute une force vers elle ; c'était à qui lâcherait le premier le morceau. Les yeux de l'animal me paraissaient immenses et ronds. Je me sentais comme happée, attirée vers elle. Heureusement qu'une vitre nous séparait.

Je commençais à ressentir un malaise quand une voix me dit que j'étais la plus forte et que je ne devais pas détourner mon regard. À ce moment-là, la pauvre bête piqua du nez et coula ! Un homme qui assistait à la scène ne put retenir une exclamation tant la scène semblait étrange. Ce fut lui qui me sortit de ma torpeur. Après cela, je rejoignis le groupe.

En arrivant chez moi, j'appelai un confrère pour lui exprimer ma peine. Il me rassura en me disant que la tortue avait dû retrouver ses esprits quand elle avait commencé à suffoquer. Il ajouta que l'expérience me servirait de leçon, que je ne devais pas user de mon pouvoir à tort et à travers. Il tenta de me faire comprendre que cette extraordinaire capacité à communiquer devait me servir à jouer et seulement jouer.

J'ai toujours voulu connaître ma place en ce monde, et de ce fait connaître celles des autres. Rendre la liberté à celui qui la désire, redonner la santé à celui qui souffre, c'est peut-être cela l'amour. Cela implique un long travail de compréhension, de connaissance. Je n'hésite pas à recevoir des appels téléphoniques en toutes circonstances. Mes soirées sont faites de pensées, de concentration visant à soulager ceux qui m'apportent leur confiance.

Quand j'ai beaucoup de monde dans ma salle d'attente, il n'est pas systématique que je m'occupe des premiers arrivants. Selon le type de pathologie, ma propre forme, je dois faire un choix qui est toujours accepté et compris. Pour l'expliquer, il suffit de comprendre qu'un malade du cancer demandera beaucoup d'attention, de temps et d'énergie qu'une personne qui souhaite voir ses verrues disparaître.

Un jour, une petite fille de dix ans attendait son tour. Elle n'avait plus ni cheveux, ni cils, ni sourcils. Son père avait eu un accident de voiture et, même s'il n'avait pas été blessé, l'enfant avait été terriblement choquée. Une dame s'approcha alors d'elle et lui parla d'un hypothétique cancer qu'elle aurait. Le monologue s'interrompit quand la petite fille lui rétorqua d'un ton assuré qu'elle ne craignait nullement la mort. Les patients présents se manifestèrent en réprimandant un peu la curieuse.

Certaines personnes ne manquent pas de provoquer l'hilarité ou la colère. Je pense à cet homme qui allait s'installer devant le téléviseur de mon domicile pendant qu'il devait normalement se trouver dans la salle d'attente pour bénéficier de mes soins. Si l'affaire est drôle, je n'en ai pas moins été obligée de fermer mes portes à clé. Comment savoir si je n'allais pas retrouver une charmante dame assise dans la cuisine devant un bon repas !

En discutant de ces choses avec des amis médecins, chacun avait une histoire de ce type en réserve ! Souvent, il s'agissait de vols ou encore de dégradations mineures.

Puisque nous sommes dans le chapitre des bizarreries, voici encore un épisode amusant. Cette femme de quatre-vingt-dix ans souffrait des genoux et, s'aidant de sa canne, avançait laborieusement vers le cabinet. Je la soignai et lui conseillai d'appliquer des feuilles de chou durant toute la nuit sur ses genoux douloureux. Quatre semaines plus tard, quand je la revis, elle m'assura qu'elle était ravie de ma recette. Elle précisa que les feuilles étaient devenues sèches et dures après usage et qu'elle n'avait pas manqué de donner les restes à ses lapins.

Ces moments qui constituent le quotidien du praticien ne l'en isolent pas pour autant des véritables questions. Il en est une sur laquelle je suis intransigeante.

La médecine traditionnelle pratique ce que l'on appelle l'acharnement thérapeutique. Ainsi, les grands traumatisés, les blessés de la route, sont-ils maintenus en état de vie artificielle. Je ne m'élève pas spécialement contre cette idée. Je vais jusqu'à dire qu'un électroencéphalogramme plat ne désigne pas toujours la mort du cerveau. Je m'insurge cependant contre certains médecins ou confrères qui n'hésitent pas à rétablir des personnes dont les séquelles sont suffisamment importantes pour qu'elles ne recouvrent jamais plus leurs capacités. Rendre la vie amputée de l'autonomie, c'est ajouter une souffrance supplémentaire. Les centres adaptés à recevoir ces malades ne sont plus des lieux de vie, mais plutôt des endroits où la dignité humaine n'a plus de place.

Dans les premiers temps du coma, il est de notre devoir de ramener le patient à l'état de conscience. Si des années s'écoulent et qu'il est aisé de supposer que le comateux ne retrouvera qu'une partie de son potentiel, alors à quoi bon tenter le diable ?

J'ai sorti beaucoup de personnes du coma, mais je n'ai jamais accepté de soigner quelqu'un susceptible de subir des lésions graves par la suite.

J'interviens pour améliorer la capacité de vie, non pour faire vivre à tout prix de façon aléatoire.

J'observe toujours les règles. Elles m'appartiennent et constituent mon éthique. La première et la plus importante : je connais l'étendue de mes aptitudes et surtout leurs limites. Je ne peux faire de miracles et si je ne peux satisfaire mon patient, je me dois de le lui dire. Il m'arrive souvent de dire que je ne suis ni la Sainte Vierge ni Dieu, et que nous ne sommes pas à Lourdes.

D'autres exploiteront la détresse pour s'enrichir ou encore se sentir tout-puissants. Je préfère être prise d'emblée pour une idiote plutôt que devenir une sombre irresponsable.

Mon confort passe après celui de mes patients et je ne m'autorise aucun écart d'humeur. Je n'ai pas à juger, à aimer ou ne pas aimer ceux qui viennent parce qu'ils souffrent. J'ai un devoir à accomplir et je dois m'y tenir sans rechigner, sans en faire plus ou moins selon les personnes et le sentiment qu'elles me procurent.

Si mon abord est parfois assez froid, dans le cadre de mon activité professionnelle, je n'en suis pas moins exigeante envers moi. Je ne peux me comporter avec les malades comme je le fais avec mes amis ou les membres de ma famille. Cette distance que je place entre le patient et moi me permet d'être toute à mon travail, de conserver une concentration indispensable lorsque je pratique un soin.

À une époque, je soignais une grand-mère qui venait avec son petit-fils. Il avait trois ans et demi et débordait d'une énergie incomparable. Il n'était pas rare qu'il soit tenté de fouiller dans les tiroirs, de faire des bonds au-dessus de sa grand-mère, de courir en tous sens. Il m'était difficile de me concentrer. Je me décidai alors à endormir le petit filou. Je précise que cela ne comporte aucun danger pour l'enfant, cela va de soi. Il plongea dans un sommeil progressif, comme il faisait le soir avant de s'endormir profondément.

Sa grand-mère resta médusée, mais comprit la chose. Cette pratique de l'endormissement peut avoir de graves conséquences si elle est utilisée à tort et à travers. Dans tous les cas, il ne faut pas en abuser.

Le magnétisme comporte des possibilités insoupçonnées. Son efficacité se vérifie d'autant mieux avec les nourrissons. En effet, ils ne s'opposent pas à la circulation des ondes et ils bénéficient de ce fait, pleinement de leur action.

Pour en revenir à Mesmer, ses travaux étant restés secrets, personne n'a pu lui apporter le crédit nécessaire pour qu'il puisse asseoir aisément sa théorie. Or, Napoléon lui octroya une pension pour lui permettre de poursuivre ses recherches, et aussi de pouvoir bénéficier de ses soins comme il l'entendait.

Il est juste que les vrais magnétiseurs tombent vite dans l'oubli. Ils réapparaissent aux yeux des patients quand ils souffrent. Mon corps en son entier émet suffisamment de magnétisme pour que ma voix seule, ou encore mon regard puissent venir à bout d'une douleur. Il n'est pas obligatoire d'imposer les mains pour apaiser. Nul besoin, pour moi, de me concentrer pour arriver à ce résultat. Je l'ai déjà révélé, s'il m'arrive de me trouver trop près de quelqu'un pendant un certain temps, la personne s'endort.

Le magnétisme, du moins son aura, peut se visualiser dans l'obscurité. Je m'amuse souvent à regarder l'auréole, voire la vapeur qui se dégage de mes mains.

L'imposition des mains se pratique depuis des millénaires. 4000 ans avant Jésus-Christ, des gravures attestent de cette méthode. Les Grecs aussi soignaient par ce biais. Certains livres sacrés retrouvés en Inde, narrent des récits de guérisons obtenues par l'effet de la parole, du regard, de l'imposition des mains. Le Christ lui-même imposait les mains pour parvenir à exécuter les miracles qui sont portés à son crédit.

L'ignorance a condamné ce précieux héritage. La médecine n'est pas une, elle comporte différentes spécialités, différentes techniques. Si la médecine scientifique se révèle efficace dans certaines circonstances, ailleurs elle peut s'avérer impuissante. Si elle le reconnaît, elle n'en délègue pas pour autant ses pouvoirs et c'est contre cet état de choses que je m'insurge. Loin de moi l'idée de me substituer aux médecins classiques, mais pourquoi ne pas collaborer en bonne intelligence ?

Il est vrai que si le cachet d'aspirine et l'examen sanguin sont des produits qui se présentent de façon visible, les ondes magnétiques font les frais de leur présence impalpable. Pourtant nul n'ignore que la télévision ou l'ordinateur sont des objets qui fonctionnent grâce aux mouvements de ces particules infimes.

La seule évidence pourrait consister en la momification d'un morceau de viande quelconque. Là, effectivement, la consistance et l'aspect de la chair deviennent soudain impressionnants et visibles dans leur métamorphose. Je crois que le fait de penser que seule la volonté puisse amener à de tels résultats est une chose insupportable, voire inacceptable pour les novices. Voici aussi une des raisons pour lesquelles notre activité est fort décriée.

Hector Durville a établi la polarité de l'agent magnétique. Il est allé jusqu'à attester qu'il était possible de transmettre sa pensée à un autre être humain. Chose à laquelle non seulement je crois, mais que j'éprouve quotidiennement. Aller le dire ou le crier sur les toits ne servirait à rien. Comment expliquer que je puisse brûler différents compteurs électriques sans qu'ils ne disjonctent ? J'ai même trouvé le moyen d'inverser la polarité de mon système d'alarme sans y toucher le moins du monde !

Le taux de magnétite devrait être contrôlé, cela protègerait les patients de ceux qui s'investissent de pouvoirs qu'ils n'ont pas.

La force du magnétiseur se décuple en soirée. C'est la nuit qu'elle se concentre. Je travaille sur mes photos à partir de vingt heures, voire vingt et une heures.

Mon maître m'a enseigné la façon de me servir de mon pouvoir, de le maîtriser le plus possible. Je sais rechercher les personnes disparues et parfois la police nous demande d'intervenir sur certaines affaires difficiles.

Personne ne songe à faire l'éloge de notre profession, dans ces cas-là. Souvent, notre contribution est tue et bien cachée au public.

Les présupposés, les imageries populaires continuent à faire passer le magnétiseur pour un sorcier, un être étrange. Pourtant, il n'y a rien de tout cela ! Rien de magique ! Le magnétisme est un dégagement d'ondes curatives, rien de plus.

Chaque photographie propose une émanation originale. Si elle est récente, elle recèle l'empreinte exacte de l'individu. La présence de celui-ci n'est pas indispensable. J'ai soigné quantité de personnes sans jamais les voir en chair et en os. Pour une question éthique toutefois, jamais je n'accepte de guérir quelqu'un à distance sans son accord, à l'exception et sous certaines conditions, des comateux.

Je me pose souvent des questions en ce qui concerne notre aventure terrestre.

Nous considérons l'état de santé comme l'état naturel. Quand arrive la maladie, nous cherchons le fautif, une cause extérieure. L'intervention d'un Dieu tout-puissant apparaît dans ces moments où la question de la culpabilité se fait présente. Dès le début de l'humanité, la maladie est imputée à un Dieu qui punit. Depuis toujours, les sacrifices viennent tenter de déjouer cette fatalité inexorable, et ceci même s'il faut prendre la vie humaine. Le destin de l'homme réside dans l'aliénation à un être supraterrestre qui domine l'activité et la vie des hommes. Les actions consistent à faire entendre les désirs à ce Dieu invisible. L'impalpabilité, l'invisibilité de cet être suprême poussent les hommes à ériger une catégorie de personnes qui pourra communiquer avec un au-delà. Les sorciers, les chamans sont investis d'une puissance telle qu'ils sont le médium nécessaire entre le divin et le terrestre. Ensuite, la souffrance est acceptée dans l'expectative de rejoindre la volonté de Dieu. Il y a encore peu de temps, les mourants refusaient les calmants afin de partir avec une douleur qui portait la marque divine. La souffrance illustre la volonté de rachat, de pardon.

Ces idées ont peu à peu disparu. La médecine a participé à ce fait ; entre le malade et la maladie, nous trouvons le médecin, celui qui fait l'économie d'une puissance autre que la science. Ce praticien vient se situer contre le prêtre, du moins intervient-il dans un champ distinct véhiculant d'autres valeurs.

La doctrine de Mesmer se fonde sur la volonté de guérir, sur l'agir du patient autant que sur celui du praticien. Son destin tragique repose sur le fait qu'il est arrivé trop tôt dans un siècle sourd à son discours et à ses actes.

Avec lui, la superstition, le mysticisme qui sous-tendent le Moyen Âge apparaissent inconsistants ; cependant l'incapacité à prouver l'existence du magnétisme fera défaut à Mesmer toute sa vie. De nos jours, le magnétisme n'effraie plus. Nous admettons l'existence d'une force qui se dégage de notre être, une force propre, unique et véritable.

À cette époque, les déments subissaient maints supplices, attachés sur une roue, on les faisait tourner à grande vitesse jusqu'à ce que l'écume leur sorte de la bouche. Ils étaient également attachés dans des baignoires de bois remplies d'eau, et ceci pendant des heures.

Lorsque Mesmer apportait un soulagement à ses malades, il était assimilé à un magicien. La Faculté s'en indigna et cria au charlatanisme ; la nouvelle thérapie de Mesmer l'isola, une fois de plus. Comme un aveugle, il poursuivit un chemin qu'il savait encore jonché de surprises.

Il subit un lourd jugement. Il est pourtant à l'origine de notre connaissance de l'hypnose, du spiritisme et de la télépathie. Cependant, il fut jugé pour ses investigations douteuses. D'autres récoltèrent les fruits de ses découvertes qui retentissent toujours de nos jours. Précisons que sans l'hypnose, Charcot n'aurait pu permettre à Freud de comprendre que l'hystérie est une maladie psychique. De là, la psychanalyse ne serait peut-être pas née.

Mesmer, savant et homme de culture, servait l'homme avec tout ce qu'il comporte de beautés. Ami de Mozart, il intervint auprès de la Cour pour qu'il puisse jouer le « Finta Simplis ». Mozart lui en garda toujours une grande reconnaissance.

Rigoureux, quant à sa formation, il étudia le Droit à Vienne, puis entama des études de médecine. Il devint Docteur en médecine le 27 mai 1770.

Il s'interrogea sur différentes disciplines : la géologie, la physique, la chimie et la musique.

À ses débuts, il ne se laissa guider que par l'idée philosophique d'un fluide universel. Il découvrit l'aimant. Mais la faible puissance de cet objet (il n'agit qu'à distance réduite) le pousse à supposer que le magnétisme peut se diffuser par des "passes". Il commence à magnétiser de l'eau, des vêtements, des miroirs. Il est vrai qu'un magnétiseur véritable ne fait jamais déshabiller ses patients. Il est important de magnétiser les vêtements.

Finalement, il construisit ses fameux baquets tant raillés, conçus d'un grand cuveau de bois ouvert, d'une tige d'acier trempant dans des bouteilles d'eau magnétisée dont les points mobiles pouvaient être pointés vers la partie malade. Autour d'eux se situaient les malades qui formaient une chaîne et qui se tenaient par le petit doigt. Mesmer s'était rendu compte que le fluide passait au travers des corps et pouvait ainsi se transmettre de l'un à l'autre. De plus, cette transmission accentuait l'effet du processus.

Dans ma propre expérience, j'ai vérifié cette réalité : en imposant mes mains sur les épaules d'une personne qui en maintenait une autre, j'ai pu noter que le corps que je touchais ne recevait pas de magnétisme, contrairement à l'autre.

De la même façon, cette technique est très utile dans le cadre de soins concernant les nourrissons. La mère sert de support. De plus, celle-ci est heureuse de pouvoir participer à la guérison de son enfant.

Mesmer soigna Osterwald, un conseiller d'Académie paralysé et aveugle. Celui-ci publia en 1777 le récit de sa guérison par la cure magnétique. Pour la première fois, le précurseur de notre méthode fut reconnu. Ce fut d'ailleurs à ce moment-là que Mesmer prit conscience que ce n'était pas l'aimant qu'il tenait dans ses mains, qui soignait, mais bel et bien ses propres mains contenant le magnétisme. Par cet acte, il sortit de la pratique magique. Mais ce succès resta éphémère. Malgré ses soins gratuits, le Conseil Médical de Vienne le condamna.

Il partit alors pour Paris, en février 1778. Il se présenta à Créteil et, là encore, subit le rejet de la Faculté. Mais rien ne l'arrêta, et s'il était las, il publia toutefois son traité sur la découverte du magnétisme et demanda alors à la reine la possibilité de séjourner à Paris. Devant le succès qu'il rencontra à de nombreuses reprises, le verdict de ses pairs confirma le rejet. Comme tout précurseur, il essuya de cuisantes défaites et ce fut beaucoup plus tard que l'on s'attarda sur ses découvertes, à un moment où il ne pouvait plus défendre ses idées.

Un de ses disciples, Puységur, découvrit le somnambulisme en 1784. Il projeta une lumière nouvelle sur le rapport du corps avec l'esprit.

Mesmer poursuivit ses travaux et commença ses entretiens spirites en chambre noire. Tous lui tournèrent le dos, mais il persévéra malgré tout.

La Révolution française le laissa dans la nuit et il s'enfuit de Paris. Il avait cinquante-huit ans. Le 18 novembre 1793, il fut arrêté en Autriche, puis relâché. Il regagna alors Constance, sa ville natale.

Ce fut en Suisse qu'il trouva le repos du corps et de l'âme. Il travailla de plus belle et, en 1803, après dix ans de solitude, il fut sollicité par des amis parisiens pour ouvrir une clinique. Il refusa tout net. Pour lui, le chemin s'arrêtait là. Ses recherches lui survécurent et la graine qu'il a semée porte encore de beaux fruits.

Le 5 mars 1880, Mesmer s'éteignit. Avant son dernier soupir, il tendit son harmonica à l'un de ses élèves et lui demanda de jouer quelques airs.

Je me devais de rendre hommage à cet homme qui a donné sa vie au magnétisme.

Les magnétiseurs devront sans doute toujours à ce doute qui gît sans se nommer dans l'esprit des hommes. Mesmer l'a subi, je l'ai subi aussi.

L'histoire de A., un petit garçon de deux ans et demi, m'a affreusement confrontée à cette réalité. L'enfant souffrait d'une malformation congénitale du système biliaire. Cette affection colorait sa peau d'un vert pâle et ce teint s'expliquait par la présence d'ascite contenue dans son sang.

Avant de bénéficier d'une greffe de foie, A. devait se plier à un traitement draconien. En outre, du fait de son jeune âge, il lui fallait attendre que son thorax s'élargisse pour recevoir un organe sain.

Pendant de longs mois, je soignai ce petit avec une telle volonté que j'avais pris moi-même cette teinte verte qui le caractérisait. Mon propre foie subissait les mêmes assauts que celui de l'enfant. Mon état de santé déclinait vite et je savais très bien à quoi je m'exposais. Je n'avais pourtant de cesse de poursuivre ma tâche… jusqu'à ce que je réalise que j'allais mourir. De son côté, le petit garçon se portait de mieux en mieux et il pouvait ainsi patienter sans ressentir les effets secondaires de son traitement, et surtout en se maintenant en vie.

J'avais pris soin de me déplacer sur Paris pour rencontrer les équipes médicales et chirurgicales qui étaient amenées à prendre soin du garçonnet. Le contact était très bon. J'avais obtenu l'autorisation d'assister à l'intervention et j'étais ravie de mettre en œuvre mon souhait le plus cher : coopérer avec les médecins et faire la preuve que cette entente ne pouvait qu'être bénéfique pour le patient.

Au moment où l'enfant put recevoir un foie, sa mère s'opposa inexplicablement à l'opération. Ma colère m'empêcha de comprendre quels étaient les motifs qui la poussaient à décider dans ce sens. Elle voyait que je maintenais son fils en vie ; ainsi à quoi bon se précipiter ?

Pourtant, il était urgent de passer à l'acte. J'allais vraiment mourir et j'étais obligée de cesser mes soins. C'était cinq mois avant la deuxième proposition de greffe.

J'attendais chaque jour le coup de téléphone qui me préviendrait de la date de l'intervention, mais rien ne venait. Si l'enfant vécut, grâce au talent des médecins, je ne fus pas conviée le jour où il fut opéré.

Un an aux côtés de ce petit pour en arriver là. Le pire fut que je découvris que son histoire avait été étalée au grand jour dans un journal à sensation ! Si je fus heureuse que mon nom n'apparaisse pas dans le magazine, je n'en fus pas moins touchée en constatant que mon travail n'avait aucunement été reconnu.

Je me moque de ma notoriété. C'est du mépris fait à ma profession dont il s'agit.

Peut-être est-il honteux d'avoir recours aux soins d'un magnétiseur ?

La population gardera toujours un œil prudent sur notre pratique. Il est sûr que mon cabinet n'est pas luxueux. Il ne regorge pas d'objets rares et chers. Aussi, personne ne vient chez moi dans le but de se pavaner. Certains confrères arborent de grosses voitures, des bureaux de ministre… Il va sans dire qu'ils perçoivent des honoraires exorbitants. Ceux-là ne savent peut-être pas ce que manquer de nourriture signifie. Mes patients peuvent être de toutes classes sociales, des plus aisées aux gens sans le sou pour certains, des prostituées… Jamais je ne chasserais un être souffrant, sous prétexte qu'il ne peut me régler. Jamais !

Je ne suis pas la même personne lorsque je me trouve en compagnie. Je ne me sens pas forcément très à l'aise dans un dîner. Par contre, je suis parfaitement dans mon élément auprès de praticiens de tous horizons. J'aime tellement soulager que je ne crains pas de passer pour une imbécile devant un médecin qui me permettra d'apprendre. Chaque thérapeute connaît sa partie et il peut faire partager son savoir à un autre sans pour cela se rendre ridicule.

Ma passion m'emporte parfois au-delà de mes prérogatives. Ainsi, si je découvre qu'une affection dissimule en réalité un malaise d'ordre familial, psychique pour tout dire, je ne peux garder cela pour moi. Les clients en sont quelquefois désarçonnés et peuvent choisir de faire la sourde oreille. Combien de fois ai-je dû laisser partir des personnes fort malades qui refusaient de se rendre à l'évidence? Certains reculaient l'échéance d'un examen que je leur demandais de passer, en accord, la plupart du temps, avec leur médecin.

Certaines pathologies peuvent se conduire comme le ferait une armée de termites dans une charpente. En quelques mois, elles touchent mortellement l'organisme. Souvent, la rage me prenait de voir des patients repousser la réalité avec nonchalance et désintérêt.

Si le véritable magnétiseur n'a pas fait de longues études, il sait cependant ressentir le corps de celui qui se trouve en face de lui. Ainsi, il n'est pas surprenant qu'un magnétiseur homme ressente les ovaires de sa patiente, de même qu'une praticienne éprouvera la prostate de son malade.

Il est fréquent que j'entende dire que j'ai de la chance de posséder le don de guérir. Il n'y a rien de tel pour me mettre en rogne. Combien ignorent qu'il m'est impossible de toucher une carte bancaire, une carte magnétique en général! Je ne peux ni me coiffer seule ni me maquiller. Les produits de beauté virent au contact de ma peau !

Je ne parle pas non plus des maux que je ressentais au début de ma pratique. De fortes migraines, notamment. C'est peut-être la rançon de ce don.

En 1995, je vivais à Menton. Une nuit, je me réveillai après avoir rêvé que ma mère quittait cette terre. Je me mis à penser très fort à elle jusqu'à ce que je sente qu'elle n'était plus en danger. Bien des mois après, je lui parlai de cet événement. Elle me confia qu'elle s'était sentie partir et que soudain, la vie avait regagné son corps.

Très fréquemment, il m'est demandé de faire de la voyance. Je m'y refuse systématiquement. J'ai vu trop de couples se séparer après que l'un des deux ait consulté une voyante. Il m'arrive d'avoir des « flashs », mais je les garde pour moi. C'est d'ailleurs quelque chose de périodique. Je vois aussi les visages des personnes qui viendront me rendre visite dans un avenir plus ou moins proche. Le moins agréable consiste à ressentir l'avènement des catastrophes naturelles.

La nuit, je peux visualiser des personnes décédées. Elles se présentent à moi et me donnent des informations. Je me lève vite pour prendre mon pendule et questionner l'intrus.

Monsieur Ney me déclare sa présence en diffusant une forte odeur de tabac. Un autre homme parfume la maison d'une délicieuse essence de rose.

Quand on me demande si je crois qu'il existe une vie après la mort, je réponds affirmativement. Nous passons une infime partie de notre vie sur la terre. Après, nous trouverons autre chose, un autre lieu, un nouvel espace de vie… une autre énergie.

Je tiens à rendre un hommage vibrant à celui qui a fait de moi celle que je suis, à mon maître et à ses talents, ceci avec le plus profond respect.

Qui était-il ? Cette question je la lui avais posée un jour, peu avant sa disparition. Il s'était contenté de sourire. Cela avait probablement ajouté à ma perplexité. Ce n'était pas un saint. Il avait commis sa part de fredaines. Je peux néanmoins affirmer qu'il était hors du commun, et l'illustrer par quelques exemples.

Monsieur Nay m'a toujours surprise, au-delà de ses talents de guérisseur, il avait cette incroyable faculté de flotter dans l'eau, debout, droit, comme le ferait un bouchon placé à la verticale.

Comme il se plaisait à dire qu'il voyait les yeux fermés, il avait été mis au défi de descendre les routes tortueuses de la Champagne à bord de sa traction et ceci les yeux bandés. Les témoins de la scène en avaient été secoués.

Une fois, alors qu'il soignait une femme atteinte d'un cancer du sein, il avait développé une fistule à son propre sein. Il en sortit une quantité infinie de pus et, malgré sa fièvre de cheval, il n'en interrompit pas pour autant ses soins !

Mais l'exemple le plus touchant était celui de ce petit garçon mourant. Pendant la guerre, la religieuse qui surveillait sa santé avait fait appeler monsieur Ney un peu trop tard. L'enfant venait malheureusement de mourir. Fort peiné, mon maître avait passé la nuit les mains posées sur le cœur de ce petit. Il transpirait beaucoup et semblait donner un effort incalculable. Personne, d'ailleurs, ne comprenait ce qu'il faisait. Sur le petit matin, à la surprise générale, l'enfant avait repris vie ! À la suite de ce travail, monsieur Ney avait été frappé d'amnésie et avait momentanément disparu. Malgré cela, personne ne l'avait jamais remercié pour ce prodige.

Les médecins le considéraient comme un être à part. Certaines personnes le voyaient comme un malade mental. Il est vrai qu'il présentait une mine étrange pour ceux qui le découvraient. Ne pouvant pas mettre de mots sur ses actes, les gens le jugeaient fou.

Monsieur Ney avait une tumeur de forte taille à l'hypophyse et il souffrait de sévères maux de crâne. Cela ne l'empêchait en rien de continuer à travailler. Après ses tournées nocturnes chez les malades, il lui arrivait souvent de rester un peu avec moi pour entamer une partie d'échecs. Je sus plus tard qu'il le faisait quand il avait ses migraines.

Une nuit, alors que j'attendais qu'il déplace un pion, je vis son front enfler de façon effrayante. Il regardait sans cesse sa montre, en silence. Je savais qu'il avait du mal à se concentrer sur le jeu. Puis la grosseur disparut comme elle était venue. Il but un café glacé et s'en alla.

Ce fut plus tard que j'appris de la bouche du docteur H. que mon maître se soignait lui-même par autosuggestion. Il survécut dix-sept ans à cette tumeur qui aurait dû l'emporter rapidement. Elle était si grosse qu'elle lui écrasait le nerf optique au point qu'il en perdait partiellement et ponctuellement la vue.

C'est en repensant à ses exploits que je fais le parallèle avec les recherches que nous étions amenés à faire sur les disparitions.

Ce sont le plus souvent les radiesthésistes qui s'emploient à ce genre de travail. Cependant, mon maître m'avait enseigné cette pratique. Ce n'était pas une activité sans danger, davantage pour une femme. Avec une carte d'état-major, je désignais le point de chute où la police allait devoir se rendre. Je me souviens de ce cas où la police n'avait trouvé personne à l'endroit indiqué. J'avais pourtant vu, dans un flash, un mort sous l'eau. J'étais sûre de moi. Quelque temps après, ce cadavre refit surface exactement comme je l'avais précisé.

J'eus longtemps l'occasion de travailler avec les gendarmes. Ils me demandaient de veiller à ne pas dire que je les renseignais. Je ne ferai plus cette expérience. Encore une fois, notre métier se voit honteusement dénigré.

Le magnétiseur est, le plus souvent, joint en dernier recours. S'il fait ses preuves, il n'en sera pas plus remercié que s'il échoue.

Je revenais de Menton quand j'eus soudain une désagréable sensation. Une vision. Trois personnages et une mer déchaînée se trouvaient dans ce singulier tableau mental. Je reconnaissais deux d'entre eux. Le troisième restait flou. Je voyais le visage d'une femme, son corps était celui d'un squelette. Bientôt, seuls le visage de cette femme et la mer tumultueuse persistèrent à occuper mon esprit. J'arrivai chez moi.

J'avais l'habitude de faire une pause entre seize heures et seize heures trente, moment où je téléphonais à ma mère. Ce jour-là, ce fut elle qui m'appela pour m'apprendre le décès d'une nièce qui s'était noyée alors qu'elle était en vacances en Corse. Surprise, je lui fis une description de la femme apparue dans ma vision. Elle correspondait exactement au portrait de cette personne que je n'avais jamais vue.

À ce sujet, je tiens à expliquer comment la télépathie et la transmission de pensées sont deux choses totalement différentes. Deux êtres qui pensent en même temps l'un à l'autre font de la transmission de pensée. La télépathie permet de transmettre un message au moyen d'un code. C'est un travail plus difficile, et plus rare, aussi.

Je pense à un triangle, je le visualise et l'autre l'aperçoit au même moment. Je fais de la transmission de pensée. Pour la télépathie, dans la mesure où notre cerveau émet des ondes, si celles-ci sont dirigées vers une cible appropriée, elles pourront venir frapper le corps de l'interlocuteur choisi en sollicitant un endroit précis de son corps.

Cela suppose un émetteur et un récepteur, et surtout une grande concentration de la part des deux intéressés. Il faut du temps pour pouvoir recevoir une telle émission. Il faut aussi remplir certaines conditions, avoir bénéficié d'un apprentissage et être réceptif.

Au début de ma pratique, je ne recevais pas. Il faut acquérir un état d'esprit, un équilibre spirituel que j'ai obtenus à force de travail et de passion.

Personne ne devient magnétiseur de façon magique. Il s'agit d'un long et difficile parcours. L'entrée dans ce métier se fait toujours au moment où elle doit se faire. Il faut avoir la patience d'attendre le signe qui assurera le praticien de sa capacité à soigner.

Nul besoin de croire qu'il suffit d'être guidé par un maître pour être magnétiseur. Si cette formation est indispensable, ce sont les malades qui détermineront si oui ou non vous êtes prêt à recevoir des patients.

Le magnétiseur qui peut travailler est un praticien qui verra du jour au lendemain une clientèle affluer dans son cabinet. Sans qu'il ait eu à se faire connaître de quiconque, une foule de personnes viendra le consulter au moment approprié. Cela peut apparaître curieux, mais les patients sont les seuls à décider de la validité d'un guérisseur.

Je me souviens avoir demandé à mon maître à quel moment je pourrais commencer à exercer réellement. Il m'avait répondu que je le saurais le moment venu, que les patients viendraient quand je serais un véritable magnétiseur.

Quand un magnétiseur est malade, les patients disparaissent momentanément, le cycle des consultations s'interrompt de lui-même pour reprendre très exactement quand le guérisseur est remis sur pieds.

Il semblerait qu'une *force divine* vienne juguler les visites. C'est elle aussi qui autorise l'exercice d'un magnétiseur. Si le guérisseur ne fait pas l'affaire, les patients ne viendront jamais. C'est pour cette raison qu'un véritable soigneur n'a nul besoin de faire de la publicité ou de se faire connaître. De façon inexplicable, les malades sauront où le trouver.

Même si le chemin sera encore long pour apporter des soins réellement efficaces, un temps viendra où les traitements prendront en charge le cancer et autre maladie encore mortelle dans certains cas.

Le magnétiseur qui s'engage dans sa voie devrait savoir qu'il s'expose à des soins terriblement complexes au plan humain, au plan technique. Sa propre santé en fera les frais. De plus, il devra se responsabiliser auprès de son patient et la famille de ce dernier. C'est le thérapeute qui doit savoir doser ses capacités ; un pas de trop peut être fatal à quiconque ne sait pas où il s'avance.

Le magnétisme est une discipline rigoureuse qui demande un minimum de savoir sur les travaux des maîtres, des précurseurs.

En 1770, Mesmer rapporta ses travaux sur l'influence des planètes concernant l'organisation du corps humain. Ses observations lui avaient appris que les planètes s'influencent mutuellement en fonction de leur orbite. Le soleil et la lune sont à l'origine des flux et reflux des marées. Ils sont aussi actifs concernant les mouvements internes qui régissent la fonctionnalité de notre propre organisme.

Ces recherches fondamentales restent toutefois oubliées, voire écartées. Certains spécialistes savent néanmoins que cette base constitue un riche patrimoine scientifique.

Quand j'assistais à des colloques en médecine, à la Faculté de Paris, un éminent endocrinologue reprenait les connaissances de Mesmer et indiquait comment notre corps subissait les mêmes mouvements que l'océan. Un système analogue aux marées intervient en notre sein. Ce savoir permet de calculer comment intervenir sur l'homme et doser une médicamentation

En administrant de la cortisone à cinq personnes différentes à un temps T, les effets seront très dissemblables d'un individu à l'autre. Ce spécialiste montrait comment l'organisme supporte trois états consécutifs : une première période ascendante, une période d'étal et enfin une phase descendante. Selon le moment de la journée où est ingéré le médicament, les effets seront soit totalement efficaces, soit absolument nuls.

Ces connaissances déjà fort anciennes semblent revenir au goût du jour. Le fruit de cette redécouverte est attribué aux chercheurs américains. Or, il y a maintenant plus de cinquante ans, le professeur Pinel a réhabilité le travail de Mesmer, l'a mis en acte au travers d'expériences cliniques.

Dans le traitement du cancer ou de n'importe quelle affection, le procédé devait accélérer le processus de guérison en favorisant la prise en compte des moments de régénérescence du corps. Ce professeur fut, à l'époque où il communiqua ces informations capitales, incriminé, et même assimilé par certains, à un charlatan. Des laboratoires, des médecins voulurent lui porter atteinte. Une histoire qui aurait pu ruiner la fantastique production de médicaments et avec elle la non moins extraordinaire capacité à générer de grosses sommes d'argent. Pourtant, j'ai eu l'occasion de rencontrer des personnes qui avaient été sauvées du cancer grâce à l'intervention de cet homme. Il va de soi que ses travaux remettent en cause l'organisation même de la médecine moderne. C'est repartir sur de nouvelles données. Ce genre de révolution ne semble guère intéresser ceux qui s'épanouissent dans un savoir considéré comme immuable et lucratif, qui plus est !

Les mouvements supposés subversifs qui traversent la science ne sont pas les bienvenus quand bien même ils apporteraient une chance de voir guérir des maladies dites incurables. C'est contre ce mépris du malade que je m'insurge ; par extension, il s'agit d'un irrespect de notre genre humain.

Mesmer indiquait également dans son traité sur le magnétisme, que celui-ci porte ses effets sur un objet qui peut être éloigné de la personne émettrice, qu'il n'est pas indispensable pour soigner un patient, qu'il soit près d'elle. Le fluide magnétique se transporte, s'accumule, se concentre. Il est malléable et dirigeable.

Par le biais du téléphone ou d'un support photographique, le magnétiseur parvient à agir sur le foyer douloureux du malade. Il lui suffit de se concentrer sur la personne, de visualiser la partie atteinte et de faire parvenir le fluide jusqu'à elle.

Mesmer démontre qu'il est possible de guérir immédiatement les maladies des nerfs. Au bout de douze années de recherches intensives, il demanda à être reconnu par l'ensemble du corps médical. Ses remarquables distinctions entre le somnambulisme et le magnétisme faisaient de lui un fin clinicien. Mais rien n'y fit. Sa conception du fonctionnement humain dépassait de loin les prétentions de l'époque.

Mesmer expliqua le fonctionnement des influences dans ses *Mémoires*. Il écrit :

« *Une aiguille non aimantée, mise en mouvement, ne répondra que par hasard à une direction déterminée ; tandis que, au contraire, celle qui est aimantée, ayant reçu la même impulsion, après différentes oscillations proportionnées à cette impulsion et au magnétisme qu'elle a reçus, retrouvera sa première direction et s'y fixera : c'est ainsi que l'harmonie des corps organisés, une fois troublée, doit éprouver les incertitudes de ma première supposition, si elle n'est pas rappelée et déterminée par l'agent général dont je vais développer l'existence, et qui seul peut rétablir cette harmonie dans l'état naturel.* »

Depuis l'origine, des phénomènes de guérisons s'observent dans la nature ; sans le recours des médecins, un organisme peut s'autoguérir. Cela laisse supposer que des principes universels agissent indépendamment de nous.

Tout être humain contient du magnétisme, sans cela il ne saurait survivre. Certains êtres en possèdent beaucoup plus que les autres et surtout, ils peuvent le transmettre tout en étant capables de se régénérer eux-mêmes.

Il est vrai que le magnétiseur souffre vite d'une baisse de son potentiel magnétique. Il doit s'alimenter correctement et se reposer énormément. Son corps doit récupérer son taux de magnétite habituel. Certaines affections lourdes vont parfois l'épuiser jusqu'à un point critique.

Le magnétisme ranime et renforce l'action de la fibre musculaire par un mouvement accéléré, tonique, analogue à la partie à laquelle elle appartient.

Malgré la résistance qu'opposent les parties musculeuses, les efforts du magnétiseur doivent tous se diriger vers l'accélération de ce feu invisible, à l'endroit préconisé ; en concentrant son fluide vers un point précis, il redonnera au muscle sa forme préalable et l'enrichira des éléments nécessaires à son bon fonctionnement.

Le magnétisme animal, comme nous l'appelons, parvient à pénétrer l'organisme malade et surtout le charge. Les animaux comme les minéraux et toutes les matières vivantes ou non peuvent accepter une charge magnétique qui sera calculée méthodiquement en fonction des proportions et des données nécessaires à la bonne marche du travail. Ces procédés doivent impérativement être contrôlés et faire l'objet d'un apprentissage draconien. Un maître magnétiseur s'avère indispensable pour la formation de tout novice. Cette discipline ne s'improvise aucunement et il serait dangereux, voire inconscient, d'agir sur autrui sans posséder une capacité à pratiquer de façon éclairée. Il ne suffit pas d'être doté d'un taux de magnétite conséquent pour pouvoir soigner, encore faut-il savoir doser les impulsions magnétiques. Les paramètres de poids et d'âge du patient sont des critères importants et deux individus différents ne pourront accepter un même taux de charge.

Souvent, le magnétiseur est décrié et il peut se comprendre que l'abus du magnétisme prodigué à tort et à travers est susceptible d'entraîner une telle image négative. Car il faut le savoir, un magnétiseur non qualifié par ses pairs, c'est-à-dire ne sachant pas contrôler son pouvoir, peut gravement endommager, léser des parties saines de l'organisme d'autrui. Une massive propagation du fluide n'apporte certainement pas l'effet souhaité.

Cet empirisme désordonné avait déjà fait du tort à Mesmer, à son époque. Agissant sans discernement et sans formation, certains praticiens sauvages ont porté préjudice au père fondateur de notre discipline.

Tous les gestes du magnétiseur sont sous contrôle et il suffit de ne pas placer ses mains de façon conventionnelle pour obtenir des effets néfastes, voire destructeurs. La pratique ne souffre aucune exploration personnelle ou autodidacte.

Une longue ascèse et une longue formation sont indispensables à celui qui se prétendrait magnétiseur. Au cours de ces années, le candidat magnétiseur devra observer, écouter et prendre note des préceptes fondamentaux que lui enseigne son maître.

Pendant ce temps, il devra faire l'effort de se connaître lui-même, parce qu'il faut être soi-même dégagé de ses propres maux pour agir de façon efficace. Pour analyser les symptômes chez l'autre, il faut savoir se dégager de ses troubles personnels.

Toujours sous l'égide de son formateur, le magnétiseur en apprentissage devra apprendre à diriger et à concentrer sa puissance.

L'éthique que doit posséder le magnétiseur servira de modèle. Il se doit, comme je l'ai toujours fait, de dire qu'il n'est pas un magicien. Certaines pathologies lourdes ou trop anciennes pour bénéficier d'un retour à la santé ne peuvent faire l'objet d'une guérison totale.

Notre conscience professionnelle doit absolument intervenir pour prévenir un patient dans de telles circonstances.

Trop de ceux qui s'imaginent magnétiseurs n'observent pas ces préceptes pourtant fondamentaux, et laissent le malade plonger dans un espoir cruel parce que sans fondement réel. À ceux-là, je dis qu'ils ne sont pas des magnétiseurs et qu'ils œuvrent dans le sens d'une disqualification de la profession.

Loin d'être une technique aléatoire, les principes de notre activité sont clairement explicités et élaborés. Les méthodes se transmettent. Soigner représente la prise en charge d'une lourde responsabilité qu'il n'est pas possible de confier à n'importe qui. Que la formation soit éprouvante et longue est une chose ; que celui qui ne peut s'y plier change de voie !

Sans passion pour la nature et l'ensemble du vivant, un candidat se verra écarté. Il faut, en effet, pour respecter la vie d'autrui et aller dans son sens, que le novice puisse être à même de savoir que la poursuite du séjour sur terre est le but ultime de notre mission. Pour ce faire, se respecter soi-même, respecter le milieu dans lequel nous évoluons me paraît être le facteur, sinon le plus important, du moins le plus salutaire pour tous.

Rares sont ceux qui ont fait le choix d'un vrai professionnalisme, et notre discipline souffre du fait qu'elle ne soit pas réglementée. En un sens, ce qui pourrait être une liberté se retourne parfois contre nous. Au lieu de favoriser la responsabilité du candidat et de lui permettre de prendre la mesure de la charge qui lui incombe, ce trop-plein de liberté le pousse à se laisser aller à une fausse pratique. J'entends, à une pratique évidée de son sens, exempte de toutes ces règles qui feraient que l'espace de liberté conféré permettrait de renforcer justement la rigueur dans les actes.

Dans cette jungle où se côtoie le meilleur comme le pire, le patient a du mal à se faire une idée correcte de ce que peut bien être cette médecine traditionnelle. Parce qu'il ne faut pas l'oublier : nos actes nous engagent et notre métier s'inscrit dans le domaine médical, même s'il ne prend pas la forme de la médecine moderne et scientifique.

Il me semble à présent indispensable de révéler comment un magnétiseur peut être attiré vers cette pratique, comment il peut éprouver cet incroyable désir de soigner.

Il n'apparaît pas si simple d'y répondre, et certains pourraient se demander comment endosser une telle responsabilité, comment faire preuve d'une telle dévotion.

C'est à cette question que j'ai essayé de répondre en me replongeant dans les événements qui ont constitué ma vie. Rien ne se fait par hasard, et à présent que j'y ai travaillé, j'ai pu retrouver les éléments qui ont constitué mon chemin de magnétiseuse. Celui qui possède ce don extraordinaire le sait toujours d'une façon ou d'une autre ; malgré tout, il ne peut pas nommer cette capacité. Un jour, il rencontre son destin qui le mène là où il doit aller. C'est aussi en cela que je me dis que l'ordre des choses porte toujours celui qui doit accomplir un travail, d'y parvenir.

* * *

Ce fut à Bailly que le compte à rebours commença.

Je quittai le foyer familial où je sus reconnaître ne plus avoir ma place. Prenant ma tristesse en pleine face, je cheminai sans rencontrer l'éventualité d'une solution. Ce fut peut-être pour cette raison que je me jetai dans les bras de cet homme trop vieux qui devint mon mari.

Très vite, cet homme me plonge dans un univers précaire. Il se sert de moi et me cache son vrai visage. Je n'ai nullement l'intention de préciser en quoi il a pu m'utiliser. La vie s'écoula lentement, dans un profond tourment. Le manque d'argent me faisait cruellement sentir la faute que j'avais commise. Mon mari tomba très vite malade, quelques mois après notre union. Je passai mon temps à m'occuper de lui, comme si cela revêtait une forme de devoir pour moi. Mes parents ne furent jamais mis au courant de mes sentiments de peine. À quoi bon partager une tristesse que je n'avais jamais pu exprimer plus jeune ?

Je travaillais dans une administration le jour, et la nuit je me couchais à terre près de celui que je devais veiller.

Je ne le faisais pas par amour pour lui, plutôt par amour de l'homme, du vivant. Pourtant, je ne savais pas, alors, que j'étais à même de lui apporter un mieux-être du fait des émanations magnétiques que je lui procurais.

Cependant, il succomba à ce cancer qui le rongeait quinze ans plus tard. Le corps médical m'épaulait, comme il se devait. Je rencontrais des médecins efficaces. L'un deux me permit de faire la connaissance de celui qui deviendrait mon maître, celui qui m'enseignerait ma pratique.

De forte corpulence, avec un regard profond et une allure générale inquiétante, monsieur Ney entra dans ma vie à un moment où celle-ci ne tenait plus qu'à un fil. Harassée et lasse de vivre, je vis en lui un moyen de reprendre le dessus.

Il soignait mon époux et venait passer quelques heures avec lui, dans la nuit. De précieux moments qui me permettaient de fermer l'œil et d'oublier mon sort momentanément.

Celui qui devint mon maître observait une attitude très froide à mon égard. Il me mettait à rude épreuve et je ne comprenais pas pourquoi à ce moment-là.

Ce fut à la mort de mon mari que les médecins me proposèrent d'être parrainée par monsieur Ney pour suivre un apprentissage. Si je soignais depuis longtemps déjà, sans toutefois m'en rendre totalement compte, l'initiation dont j'allais bénéficier allait vite me propulser dans un univers de rigueur et de sévérité.

Quand monsieur Nay accepta de me former, l'aventure la plus extraordinaire de ma vie commença. Dès le départ, la méthode d'apprentissage de maître forgea autant ma capacité à exploiter la technique du magnétisme que mon endurance affective.

Le premier patient que me confia monsieur Nay souffrait d'un cancer du pancréas. Le teint de l'homme oscillait entre le vert et le gris. Il était en bien mauvaise posture. J'entrepris de tout faire pour lui rendre la vie plus agréable. Mon patient avait l'air d'aller mieux et il me signifia sa joie de moins ressentir ses douleurs. Pourtant la langue me collait au palais et la peur me dévorait. Je mis, malgré tout, toute mon énergie à poursuivre le traitement. Lorsque je rentrais chez moi, j'étais complètement vidée. Mais je savais maintenant que mes mains soignaient. J'en étais sûre, et ce constat me remplissait de joie.

Mon maître me plongea vite dans un monde où le repos et la plainte n'ont pas leur place. Il voulait s'assurer que j'avais le cran et l'endurance nécessaires pour remplir ma tâche.

À cette époque, je travaillais comme agent administratif le jour, et comme magnétiseuse la nuit. Je suivais monsieur Ney dans ses tournées. Un soir, il voulut me présenter les environs de Saint-Germain-en-Laye et ne trouva rien de plus intéressant que de me conduire au bois de Boulogne. Il roulait au pas et j'observais avec anxiété le ballet sordide des proxénètes qui se rapprochaient de nous.

Cette expérience que je n'appréciai pas se renouvela. Si je n'envisageais pas très bien pourquoi il me confrontait à ce milieu, je sus plus tard qu'il souhaitait que, si j'y étais appelée, je m'aventure en toute connaissance de cause en ces lieux. Il est vrai qu'une femme seule qui sillonne la région peut vite devenir la proie de détraqués. Sur le coup, je ne voyais pas cela du même œil.

Je ressentis rapidement le désir de cesser mon entreprise de formation. Chaque soir ou presque, j'en étais à regretter de m'être engagée dans cette voie. Non pas que je tolérais mal de travailler, mais la dureté de mon maître arrivait à me dégoûter de rester à son contact.

Les trajets me fatiguaient. Je me déplaçais dans toute la région et ces voyages en voiture finissaient par avoir raison de ma santé. Quand je me plaignais auprès de mon médecin, il frappait sur son bureau d'un poing rageur et me confiait que toute initiation se fait dans la douleur. J'acceptais et je comprenais.

Ce fut alors que je me rendis à l'église et que je décidai de prêter serment. Je jurai de ne pas flancher, je jurai de poursuivre dans cette voie, je jurai de vouer ma vie à soigner.

Ma capacité à soigner se développa rapidement. Je travaillais sans cesse et je faisais passer mes tourments après mes soins, et ceci sans partager ma peine.

Ma formation se poursuivit. J'observais les gestes en silence, les attitudes. Jusqu'en 1979, j'étais présente auprès de mon maître dans toutes ses opérations. Il quitta ensuite la région : il savait que j'étais désormais apte à travailler seule.

Que de souffrances dans l'attente de ce jour où il partit, confiant.

Je n'ai pas oublié cette rude période de ma vie. Je me souviens de ces routes de l'Eure où nous passions du temps.

Une nuit, monsieur Ney décida de me laisser sur le bord de la route. Il me poussa hors du véhicule et me laissa là, seule dans le noir. Quant à lui, il poursuivit son chemin et se rendit dans les différents endroits que nous devions visiter. Je passai près de trois heures à ne pas savoir que faire. J'attendis. Malgré une peur tenace, je me surpris à me calmer assez vite. Le spectacle de la nature semblait me rendre une sorte d'autonomie. Je me détendis et commençai à observer ce ciel moucheté d'étoiles. Une lueur douce et bleutée inonda la terre. Je découvris les odeurs suaves et envoûtantes. La vie frémissait de toutes parts. Les oiseaux me tenaient compagnie et si j'y prêtais bien attention, je pouvais les sentir tout près de moi. Ils s'approchaient sans crainte.

Pendant ce temps, mon maître correspondait avec moi par télépathie. Je savais que si je m'étais retrouvée en situation de danger, il serait immédiatement venu me chercher.

Bien plus tard, il me dit que ces multiples expériences servaient à me mettre en face de ma peur et à me permettre de trouver le point d'attention qui me stabiliserait en cas de grosse frayeur. Il avait raison et c'est certainement grâce à ces haltes répétées en pleine nature que j'ai réussi à conserver un calme à toute épreuve. Car, comment tenir son rôle devant un patient si vous n'êtes pas capable de gérer vos propres peurs ?

Quand monsieur Ney m'autorisait à voir quelques patients, je devais marquer sur un morceau de papier de quoi ils souffraient. Il faisait son diagnostic et me demandait ensuite de lui montrer la feuille. Il valait mieux pour moi que je ne me sois pas trompée !

Quand je débutai enfin seule, il m'arriva souvent de joindre mon maître pour qu'il me confirme un diagnostic. Il est vrai que je craignais de faire des erreurs.

Je commençai tout d'abord à mi-temps, et mes débuts furent une véritable mise à l'épreuve. Je note que les événements que je vais relater coïncident uniquement avec les premiers mois de pratique, comme si une entité venait à son tour me mettre devant les difficultés.

Un jeune homme vint me consulter. Quand je lui demandai ce qu'il désirait, il me répondit : « C'est toi que je veux. »

À ce moment-là, je me collai le dos au mur et commençai à discuter avec lui. Pendant deux heures, je trouvai les mots, les interrogations. J'étais jeune et puissante et rien ne me permettait de diverger de ma tâche. Ce fut peut-être à ce moment-là que je compris vraiment la nécessité du travail accompli avec mon enseignant.

Les débuts d'un magnétiseur présentent souvent quelques anomalies qu'il faut traiter avec circonspection. L'épisode précédent ne se reproduisit jamais tel quel, mais j'eus encore affaire à une certaine forme de provocation.

Comme si j'étais « sous contrôle » – je n'hésite pas à employer ce terme –, nombre de patients tentèrent de me déstabiliser. Certainement, et je le concevais, ils prenaient rendez-vous afin d'assouvir quelques fantasmes et non pas pour chercher à me prendre en défaut. Il est vrai que je considère cette entrée en matière comme une sorte de mise à l'épreuve de ma capacité à soigner, de ma capacité à faire face à des symptômes multiples et variés.

Un jeune homme arriva à ma consultation en me disant qu'il souffrait d'épilepsie. Au moment où je lui affirmai que je ne soignais pas ce genre de pathologie, il tomba à mes pieds en proie à une crise comitiale. Dans sa chute, il empoigna ma cheville et me serra au point que je ne pus me dégager de son emprise.

Sans perdre complètement mon sang-froid, je réussis à joindre mon maître par téléphone et je lui parlai de mon problème. Sa réponse fut plutôt brève, comme toujours. S'il ressentit mon anxiété, il n'en montra rien. « Vous êtes magnétiseur ou pas ? »

J'affirmai cet état de choses et il me rétorqua sans difficulté : « Alors, démerdez-vous ! »

L'homme se tenait toujours à terre. Il baignait dans son urine. Je plaçai alors immédiatement ma main au niveau de son cœur : sa crise s'arrêta.

Des exemples de ce type, il y en aurait des centaines à raconter. Je vois encore les visages de ces deux sœurs d'une cinquantaine d'années. Elles venaient se déculotter devant moi. Si je ne manifestai pas de courroux la première fois, elles furent l'objet d'un renvoi immédiat dès leur seconde visite.

Les prétextes d'ordre sexuel ne sont pas rares et il faut bien faire face. Si ces désordres présentent un trouble nerveux, je me fais fort de ne pas accepter de traiter ces cas trop lourds.

Bien vite, néanmoins, ces patients souffrant de troubles sexuels disparaissaient de mon cabinet. En deux ou trois mois, je ne rencontrai plus ce type de pathologies.

Certains de mes patients actuels savent que je présente rarement un abord facile, à présent que j'y pense. Il est fort probable que ces débuts douloureux y soient pour quelque chose. Ma vigilance s'est affirmée et je garde une sorte de position défensive jusqu'à ce que je sois en posture de soigner.

Ce tri que j'ai effectué d'emblée m'a permis de me faire une réputation et personne n'oserait troubler le déroulement d'une consultation pour mettre en acte sa perversion.

Et puis il y eut cet événement, cette guérison qui permit vraiment que je me fasse une clientèle de fidèles, de personnes que je rencontrai plusieurs années d'affilée et dont je soulageais les maux.

Soigner ne consiste pas à effectuer un ou des actes. C'est toute une façon d'appréhender le réel, d'envisager les conséquences de sa pratique.

Quand le patient sort de mon cabinet, je reste encore un bon moment en sa compagnie, je réfléchis, je revois la situation, quitte à lui demander de revenir pour que je puisse me faire à nouveau une idée si je trouve son cas trop flou.

Non ! Un magnétiseur n'est pas un magicien.

Chacune de mes paroles est pesée. Je sais trop à quoi elles engagent. Si mes pouvoirs me permettent d'accomplir ce que certains appelleront des miracles, je sais bien qu'il n'en est rien. Je fais mon travail et cela demande déjà beaucoup de calme, de sérieux et de concessions.

Comment dire que telle pathologie pourrait être guérie alors que je n'en suis pas absolument certaine ? Parfois, je franchis le pas et j'assume mon geste. Je sais que je peux intervenir et je le dis. À d'autres moments, je retiens mon enthousiasme parce que je conçois que je pourrais aider le malade sans être tout à fait persuadée qu'il en tirera le profit escompté.

On ne joue pas avec la santé des hommes (ni celle des animaux !). Je préfère que mon patient ait la bonne surprise de voir son mal reculer plutôt que de lui faire croire qu'il s'en sortira, sans autre fondement que mon intime conviction.

Je ne me suis jamais trompée, et dans l'hypothèse contraire, je crois que je renoncerais.

Pourtant, j'ai souvent pris le risque d'imposer mon diagnostic.

Je peux avoir des flashs qui mettent l'accent sur une partie du corps, lésée, que je peux alors visualiser comme si je passais un scanner. Dans ces rares cas, je peux m'avancer pleinement dans mon premier diagnostic ; il est toujours imparable.

Si j'en ai longtemps voulu à mon maître, je comprenais sa rigueur, sa violence, même. Il allait, à sa manière, me confronter au pire.

C'est aussi grâce à lui que j'entrai en contact avec de nombreux médecins.

Suite à une fracture de la cheville, monsieur Ney et moi entrâmes dans le cercle très fermé des spécialistes. Nous assistions aux conférences et j'avoue que ma passion pour le médical en général trouvait là un régime fort agréable. Je prenais des notes, je comprenais et analysais les choses avec plus de recul, plus d'éléments d'information. Le docteur H. me demanda de ne pas indiquer ma profession aux autres participants des différents colloques. Il me précisa qu'en cas de curiosité de leur part, il se chargerait de faire dévier la conversation.

Mais je ne voyais pas les choses du même œil ; je savais que je ne pourrais pas mentir.

Le moment fatidique ne tarda pas à se présenter. Fidèle à mon désir, je révélai que j'étais magnétiseuse. L'effet obtenu ne manqua pas d'interroger le docteur H.. J'étais fort bien acceptée et comprise. L'un de ces médecins me compara au cachet d'aspirine. En effet, quand la médecine traditionnelle ne pouvait plus rien pour un patient, elle le dirigeait vers moi. Je symbolisais le complément nécessaire à toute pratique.

Je sympathisais avec beaucoup de praticiens et j'en tirai un énorme bonheur. Partager son savoir est encore la chose que je trouve la plus fascinante.

Mes relations s'enrichirent et ma pratique avec. Je n'hésitais pas à renvoyer des patients vers mes confrères. Ils faisaient de même pour moi.

Mais si le milieu médical m'offrait les plus grandes joies, mes propres confrères magnétiseurs pouvaient se montrer tout à fait ignobles. Je ne généralise pas le moins du monde. J'en ai connu de nombreux qui étaient non seulement très efficaces, mais également très humains, ce qui devrait être à la base de toute pratique visant à soigner.

À cette époque, je soignais une dame très âgée qui n'avait plus l'usage de ses membres inférieurs. Je la suivais avec enthousiasme, car je savais très bien qu'elle pouvait recouvrer la marche. Au bout de trois semaines, c'était chose faite. Bien sûr, si elle se tenait debout, il lui faudrait encore un peu de temps avant de pouvoir courir !

Je la laissai effectuer les derniers efforts seule. Son avenir lui appartenait désormais et je quittai une vieille dame capable de finir ses jours sur ses jambes.

Quelques mois après, alors que je lisais un ouvrage concernant les meilleurs radiesthésistes et magnétiseurs de France, quelle ne fut pas ma surprise de découvrir que cette patiente avait été sauvée par un magnétiseur, fort connu au demeurant… mais qui n'était pas moi !

L'article me mit en colère. Pas vraiment à cause de l'usurpation, plutôt parce que ce monsieur se faisait passer pour un véritable magicien. Il avait écrit que cette femme était arrivée chez lui sur un brancard et qu'elle était repartie en marchant. Cela pouvait prêter à rire pour le restant de mes jours si l'affaire n'avait pas été aussi grave. Je ne pouvais tolérer de lire ou d'entendre de pareilles balivernes ! Laisser croire à qui veut l'entendre que le magnétiseur est un être capable de telles prouesses me poussa à intervenir. Le public devait savoir ce qu'il en était exactement. Que nous soyons à même d'intervenir sur certaines pathologies était une chose, nous placer à l'égal du Christ en était une autre.

Je décidai donc d'écrire à ce curieux personnage. J'avoue que je n'ai pas regretté mon geste.

Le téléphone retentit un jour où je consultais et j'appris vite qui était mon correspondant. De façon violente, il me menaça ouvertement. Je ne pouvais pas placer une parole sans qu'il hausse le ton. Si je permettais à mes patients d'écouter ses propos, c'était parce que j'étais sérieusement menacée.

La patiente que j'avais soignée avait bien l'intention, par l'intermédiaire de son fils, de rétablir la vérité, par voie de procès s'il le fallait.

Devant l'ampleur que prenait cette affaire, je contactai monsieur Ney qui me fit savoir que l'on n'écrivait pas ce genre de courrier à de pareilles personnes. Il n'était pas très étonnant que le public se méfie. J'en ferais de même à sa place si je venais à lire de telles absurdités.

Pourtant, il me fallait faire bonne figure et ne pas exprimer ma douleur. Je me tins à mon travail sans laisser paraître mes sentiments. Mon maître m'avait dit de ne pas mélanger la vie privée et la pratique. Les patients n'avaient pas besoin de ma peine. Au contraire, j'étais aussi là pour les soulager et affronter les vicissitudes de la vie en ne baissant jamais les bras.

Pour tenter d'entrer dans la vision des patients concernant le monde des guérisseurs, une étude a été réalisée sur seize personnes ayant eu recours aux soins de la magnétiseuse. Seize entretiens semi-directifs furent menés à cet effet. Nous voulions connaître leur point de vue et leur position vis-à-vis de cette médecine marginalisée.

REGARD ETHNOLOGIQUE

Ces entretiens ont été effectués à la demande de madame Rozé, auprès de ses anciens patients de Chartres. Cette donnée est d'importance. Elle suppose que les intéressés ont pu accepter cette proposition pour faire plaisir à leur magnétiseur, non pas parce qu'ils en avaient un désir personnel. Nous devrons donc tenir compte de cela lors de notre analyse. De plus, ils me posaient la question concernant la confidentialité des entretiens bien qu'ils soient tous anonymes, les propos permettent aisément à madame Rozé de reconnaître les uns et les autres. Nous pouvons d'ores et déjà supposer qu'ils ont parlé sans réelle liberté, pensant probablement qu'ils seraient écoutés ou lus par le magnétiseur. Les seize entretiens se sont déroulés au cours d'une journée.

À 95 %, les personnes interviewées sont des femmes, de toutes classes sociales. Néanmoins une tendance se dégage quant à la moyenne d'âge qui serait approximativement de cinquante-cinq ans.

En faisant l'analyse verticale des entretiens, des thématiques récurrentes se dégagent. Cinq grands groupes peuvent ainsi se repérer.

Ces cinq groupes se désignent ainsi :

1. L'importance du transfert.

2. Un doute dénié sur les puissances supposées du magnétisme.

3. Une phobie du monde médical classique.

4. Une méconnaissance du phénomène magnétique.

5. La mise en avant de la parole.

Nous allons étudier dans un premier temps la place du transfert au cours du déroulement des entretiens.

1. UN TRANSFERT PUISSANT ET PERMANENT

Dans tous les entretiens, l'attachement porté au magnétiseur dépasse largement le cadre des soins. Tous disent que madame Rozé est un personnage, une amie, un membre de la famille. En aucun cas elle n'apparaît comme un thérapeute. Du moins, si elle est considérée comme tel, elle est avant tout un personnage investi de multiples fonctions. Elle entre dans l'imaginaire des patients, à une place où elle prend une fonction de mère toute-puissante. Le rapport des intéressés à madame Rozé devient tout à fait excessif et chargé d'émotions. Les mots manquent pour la définir. Souvent les larmes arrivent aux yeux des patients qui ne peuvent faire la part des choses entre un thérapeute et une personne qu'ils aiment comme une mère.

Elle répète peut-être pour eux les soins apportés aux jeunes enfants, dans la mesure où elle agit avec ses mains sur ou au-dessus du corps. Elle apporte une relation tactile émotionnellement forte. De plus, l'aspect mystico-religieux qui réside au-delà de la question du magnétisme lui permet, sans le désirer, de détenir un pouvoir ignoré, comme nous le verrons plus loin quand nous aborderons la question de la

méconnaissance avouée concernant le magnétisme, sa forme et ses incidences.

A - Le magnétisme comme disci-
pline associée à un éventail de pratiques
dites ésotériques :

Souvent, le magnétisme est considéré
comme une pratique ancienne. Les ouvrages
mentionnant son nom le représentent toujours
ou presque aux côtés de disciplines comme la
voyance, le vaudou, la cartomancie, les psy-
chothérapies de tous ordres. Ces thérapies se
rejoignent ainsi pour mettre en évidence leur
caractère scientifique. Si la dichotomie reste ma-
nichéenne et non fondée, il reste qu'elle existe
et que de ce fait, de véritables études fiables
n'existent pas ou peu. Une foule d'émissions té-
lévisées relate parfois le discours de ceux qui se
proposent comme spécialistes de ces domaines.
De telles représentations renforcent les préjugés
des uns et des autres sans apporter le moindre
élément de connaissance susceptible d'expliciter
ou de donner de vraies preuves de l'efficacité des
dites thérapies.

D'autre part, les ouvrages qui se proposent de faire le tri ou encore de donner un semblant de force à une ou plusieurs de ces pratiques

se révèlent systématiquement inconsistants, voire franchement consternants. À coups de faits spectaculaires complètement improbables, ils renforcent l'image négative qui persiste au sein des sociétés occidentales. Le positivisisme du XIXe siècle continue à peser lourd dans les consciences, dans l'approche de la médecine. La médecine classique est à ce jour la seule référence concernant les maux du corps. Même si elle met en évidence des carences certaines en matière de guérison, il va de soi qu'elle est la seule légitime et légitimée.

En quoi l'ésotérisme se démarque-t-il autant de la médecine classique ?

La différence entre ces thérapies s'organise autour de la notion de visibilité. Une lésion, une chute des globules rouges, un abcès, voilà bien des symptômes qui se voient. Les études peuvent montrer sur le papier que tel patient manque de telle substance et que c'est pour cette raison qu'il est malade. Si une affection ne s'accompagne pas d'une preuve visuelle, elle n'est plus considérée comme réelle. Pourtant, des personnes souffrent alors qu'elles ne présentent aucune lésion, aucun signe décelable de pathologie. Les sciences ou disciplines ésotériques – tout dépend d'où l'on va se placer – ne peuvent jamais montrer comment fonctionnent leurs pouvoirs. Tout se situe à un niveau totalement obscur, invisible, impalpable.

Il faut à présent distinguer le magnétisme de la voyance, de la cartomancie, par exemple. Avons-nous affaire ici à des thérapies ? La réponse peut être positive comme négative. Si le mal-être, le désespoir entrent dans la catégorie des pathologies, alors oui, il est possible de les considérer comme telles. Cette question semble être anodine, pourtant elle centre le problème réel. La médecine se découpe en plusieurs secteurs, plusieurs spécialités : le stomatologue, le pneumologue, le psychiatre, le cancérologue… À ciseler ainsi l'homme, l'essentiel de ce qui fait sa spécificité se perd dans le quadrillage précis et obsessionnel de la médecine elle-même. Car, qu'est-ce qui différencie l'homme de l'animal ?

Le langage est une dimension totalement mise à l'écart. Certains médecins l'ont heureusement compris, qui utilisent moins le stéthoscope que leurs mots. Vigoureusement inscrit dans le symbolique, le corps de l'homme ne fonctionne aucunement comme une mécanique dont certaines pièces viendraient à s'user. Répéter cette impossibilité à distinguer le corps et l'esprit devient de nos jours un vrai lieu commun.

Néanmoins, les pratiques médicales semblent l'occulter, dans la forme même de leur discipline, dans cette hyperspécialisation dont ils se font une gloire. La chirurgie qui ouvre et manipule le corps ne fait-elle pas œuvre de cécité face à un langage resté muet devant la douleur ? Que le langage lèse et puisse endommager le corps, voire le tuer, cela ne fait aucun doute. Mais s'attacher à remédier à la maladie par le biais de ses conséquences ne permet pas de soigner réellement d'où le patient souffre. Les causes du mal sont vite reléguées au niveau toxicologique ou encore génétique. Le corps n'est endommagé que pour des raisons bel et bien explicables en terme de raisonnement. Rares sont les médecins qui accepteront de dire qu'ils ne savent pas d'où provient l'affection, qu'ils supposent que le psychisme entre en ligne de compte. Si le patient ne présente pas de troubles aigus de la personnalité, il sera alors envoyé de prises de sang en radios, d'instituts spécialisés en laboratoires médicaux. Outre le coût exorbitant de ces nombreux examens, il ressortira toujours aussi malade et conservera l'impact de sa question. L'homme possède toujours une version personnelle du mal qui le frappe. Sans l'attention nécessaire à ce discours, le médecin passera souvent à côté du problème. Pour la psychiatrie, qui elle aussi catégorise nettement les individus, elle fait l'impasse sur le fait que, comme le souligne Freud, il y a un malaise dans la civilisation. Autrement dit, toute personne humaine souffre de son rapport au langage, de sa faculté à penser. Se pensant, l'homme en oublie de vivre et d'agir. Sa souffrance prend racine dans son verbe.

B - Le magnétisme se distingue de la voyance, des approches magiques ?

Le magnétisme, contrairement à d'autres disciplines citées ci-dessus, dispose d'un corpus théorique. Mesmer, père fondateur de la thérapie magnétique, médecin de son état, a livré le contenu de ses travaux dans les ouvrages que nous référençons en annexe.

La magnétite est un principe qui existe et qui est présent dans le corps de tous les êtres vivants. Son exceptionnelle capacité à agir sur les organes lui confère un pouvoir bien connu des médecins, des biologistes. La magnétite, un oxyde de fer, se transmet d'un corps à l'autre et est supposée rétablir l'équilibre corporel.

Le magnétiseur possède un dosage anormalement important de magnétite en lui. Il dispose de ce fluide à son gré et le déplace chez le patient. Nous n'entrons pas dans le détail de cela, nous l'avons fait précédemment. C'est dans la proximité de ce corps à corps que le fluide passe de l'un à l'autre selon des règles que nous ne dévoilerons pas dans ce chapitre. Loin de prédire l'avenir ou de proposer un voyage dans le temps, le magnétiseur s'en tient à des passes, à l'imposition des mains. Ce n'est que dans l'imaginaire collectif ou individuel qu'il se présentera comme un magicien, voire un sorcier. Il se dégage de la voyance et ses dérivés en cela qu'il ne comporte aucune espèce de mystère si ce n'est dans le fait qu'il ne soit aucunement visible. En aucun cas, le véritable magnétiseur ne prononce d'incantations, de prières ou autres éléments mystiques. Il impose les mains et s'en tient à cela.

Pourtant, les patients investissent le magnétiseur comme un véritable magicien. Ils lui confèrent des pouvoirs extrêmes et, surtout, le situent à un endroit où il n'est pas nécessairement. Englué dans une sorte d'aura magique, le patient se laisse totalement prendre par le jeu qu'il se crée lui-même. Il place le magnétiseur comme le détenteur de la question.

Revenons à la médecine.
Quand le médecin ne trouve aucunement les origines de l'affection, quand il n'y a pas de

preuves physiques, le patient se détourne alors de lui et se dirige vers un autre thérapeute. Cela peut être le psychothérapeute ou le magnétiseur. Nous verrons plus tard pourquoi l'un plutôt que l'autre. C'est donc à cet instant, quand la question ne trouve pas de réponse, que le patient ira consulter le magnétiseur. Tous les entretiens en font état. La démarche d'aller voir le magnétiseur est ultérieure à celle du médecin. C'est bien parce que le médecin a failli une fois minimum qu'il sera doublé ensuite par un autre thérapeute. Si le scientifique ne répond plus, c'est donc bien que la réponse se trouve dans un autre champ, le champ ésotérique parfois, le champ psychologique d'autres fois. Le magnétiseur sera celui qui répondra à la question. Dans presque tous les cas de figure, il sera capable de rendre réponse. D'une part, c'est quelqu'un qui écoute le patient, d'autre part, il ne se fie pas à ce qui est visible ou non. Il sait que certaines affections non décelées existent néanmoins, il les traite. De ce fait, il prend une dimension disproportionnée face au patient qui croit avoir trouvé en lui ou en elle. L'autre répondant, il a du répondant. La question se déplace ainsi et peut dénouer les maux du corps. Il existe un destinataire à la question. C'est à lui que revient alors le pouvoir de répondre des souffrances diffuses, des douleurs réelles, mais s'appuyant sur l'imaginaire puissant des hommes. Cela ne signifie aucunement que le magnétiseur traite les maladies psychosomatiques uniquement. C'est loin d'être le cas. Il soigne de nombreuses affections purement physiques. Mais nous reviendrons sur ce fait.

Le transfert affectif, si cela n'est pas un pléonasme, intervient dès que la réponse est apportée, dès que le magnétiseur est supposé savoir ce qui se passe dans le corps d'un patient. Il renvoie rarement les patients sous prétexte qu'il ne sait pas ce qu'ils ont. Il lui arrive nécessairement de ne pas comprendre. Si tel est le cas, il prendra le temps suffisant pour avoir une idée de ce qui amène le patient chez lui. En aucun cas, il ne rejette une demande sous prétexte qu'elle n'est pas physiquement fondée. Il sait que le corps ne fonctionne pas selon des critères exclusivement mécaniques. Sa vision du corps est globaliste, elle ne fait jamais l'économie du système environnemental, de la structure familiale du patient. Il prend en compte tous les paramètres qui lui semblent opportuns quant à la souffrance du patient. Il lui arrive parfois de donner quelques conseils d'hygiène primordiaux pour qu'une affection disparaisse. Il sait parfaitement distinguer ce qui relève du magnétisme pur, à savoir les passes et ce qui est conséquent d'une hygiène de vie défectueuse. Si tel est le cas, il se contentera naturellement de permettre à l'intéressé de se soigner lui-même grâce à des principes élémentaires. Il va de soi que c'est le cas pour les véritables magnétiseurs. Cela ne concerne absolument pas les individus qui s'auto-intitulent ainsi pour se jouer de la souffrance des hommes. Nous reviendrons largement sur cette dimension qui pose un réel problème de validité quant à la pratique elle-même. D'une part, nous sommes devant un thérapeute qui ne fait pas l'économie de la personne en son entier, mais qui a, de plus, diagnostiqué en fonction d'un discours et non pas en fonction de schémas préétablis, non pas en fonction d'un savoir inébranlable.

Au contraire du médecin qui s'imagine savoir à l'avance, le magnétiseur cherche à savoir. Si la parole du patient n'est pas autorisée, ou presque, chez le médecin, c'est pour la simple et bonne raison que celui-ci pense avoir autorité sur les phénomènes pathologiques. Il a appris des données objectives, il ne peut sortir de ce carcan pour laisser la place à une parole qui en dit plus long, qui part parfois dans une autre direction. Le médecin détient le savoir du corps, le patient ne possède que son corps. Le magnétiseur ne possède aucun savoir sur le corps, sauf s'il cherche à en connaître le fonctionnement, comme c'est souvent le cas. Il écoute le rapport entre les paroles et les symptômes. Il se fait ensuite une idée et agit en fonction de cela.

Nous le voyons, deux démarches opposées s'affrontent. Elles concernent la cause et l'effet. Pour donner un exemple, le patient se plaint d'une douleur à la tête. Le médecin va immédiatement chercher les signes qui s'ordonnent autour du cerveau, du sang. Rarement il écoutera le discours du patient qui peut parfois indiquer qu'il souffre uniquement dans tel lieu géographique, à tel moment de la journée, en compagnie de telles personnes, dans telles circonstances. En effet, cela change tout et le cerveau ne peut être la cause des troubles dans la mesure où l'affection n'est pas constante et s'impose dans des circonstances précises, même si le cerveau est bien le siège réel du mal.

Comme le ferait le psychothérapeute, le magnétiseur se rendra vite compte que ce mal de tête peut provenir d'une anxiété ressentie dans le cadre du travail, par exemple.

Ce qui fera la différence, ce sera cette écoute. Le magnétiseur considère le patient comme celui qui sera le premier à se soigner. C'est le patient qui se soigne ou qui refuse de l'être. Sans son aide, le magnétiseur ne peut rien, ou presque rien. Mais le cas ne se présente probablement jamais, puisque, quel que soit son discours, celui qui vient chez un magnétiseur en disant qu'il ne croit pas en la puissance du fluide magnétique se comporte de façon paradoxale. C'est bien parce qu'il y croit malgré tout qu'il vient. Sinon, à quoi bon perdre son temps à éprouver une thérapie dont on sait qu'elle ne sera d'aucune efficacité ? Il reste une part de doute, voire de résistance chez celui qui se comporte ainsi. Mais manifestement, il tient à ce que ses doutes soient invalidés et ils le sont généralement.

C - Le mystère du magnétisme ne provient pas de l'attitude théorique et pratique du magnétiseur.

Contrairement aux disciplines ésotériques classiques, le magnétiseur n'affiche pas un comportement magique, il ne se présente pas comme un gourou ou comme un individu possédant des pouvoirs hautement supérieurs aux autres humains. Il se contente de diffuser son fluide et de concentrer son attention sur la douleur qui se fait entendre. Par contre, et le fait est d'importance, il est remarquable de noter que les patients, eux, l'investissent de tels pouvoirs. C'est-à-dire que les voyants imposent cette image d'êtres hors du commun à autrui, alors que le magnétiseur devient un tel être dans l'esprit des patients, et ceci sans qu'il intervienne le moins du monde en ce sens. Souvent d'allure modeste, le magnétiseur ne reçoit pas dans un lieu obscur, ne présente aucun objet doté d'une caractéristique ésotérique ou autre. Il reçoit dans un lieu franchement clair, simple, qui serait exactement semblable chez le médecin ou chez n'importe quel praticien légitimé. Aucun objet ne vient prétexter de sens sur le patient, comme le font certains marabouts avec des osselets ou les voyants avec des cartes ou autres boules de cristal. Pourtant, la plupart des patients voient en sa personne un être à part, sans savoir dire vraiment quel genre d'individu. Ils ne s'identifient pas avec le magnétiseur, mais le placent au-dessus d'eux.

Pour conclure ce chapitre, le transfert se forme sur la triple base que nous avons développée :

1. Un rapport à la mère et à des soins charnels, le corps à corps, exacerbation de l'affectivité.

2. Une réponse à la question quand la médecine échoue, un dépôt du corps.

3. Une mystification du magnétiseur chez le patient.

À cela, il faudrait ajouter que les patients, quels qu'ils soient – les personnes souffrantes, en réalité –, se placent nécessairement en deçà du soignant, quel qu'il soit. Ils souffrent et attendent une réponse. Ils se placent en demande, en position de faiblesse. Ainsi, ils sont prêts à recevoir et de quelque manière que ce soit.

2. Un doute dénié sur
les puissances supposées du magnétisme

Un besoin d'y croire :

Tous les interviewés en viennent à parler de leur croyance en ce fluide magnétique. Leur discours trahit cependant une certaine fragilité quant à celle-ci.

Comme le commun des mortels, comme les médecins, ils évoquent le charlatanisme. Le mot revient dans les paroles à plusieurs reprises. Ils dégagent pourtant *leur* magnétiseur de cette catégorie péjorative. À la limite entre la croyance et le doute, ils semblent osciller en fonction de la preuve qu'ils peuvent s'apporter à eux-mêmes concernant leur expérience de guérison ou celle d'un proche. Il apparaît que les deux composantes paradoxales coexistent chez ces sujets et qu'elles tiennent ensemble dans la mesure ou l'une des deux prend vite le dessus sur l'autre.

Nous le notons dans les entretiens : il leur semblerait assez facile de changer d'avis très vite et de façon radicale si tant est que le magnétiseur devienne impuissant à un quelconque niveau.

A - La notion de preuve

À l'inverse du médecin, le magnétiseur ne peut commettre la moindre erreur, le moindre défaut de jugement ; sa crédibilité se juge à chaque nouveau rendez-vous, à chaque nouvelle rencontre. Toujours sur le fil du rasoir, il se verra assujetti à la monstration de son pouvoir toujours plus grand s'il correspond aux critères souhaités, s'il entre bien dans le cadre prédéfini par le patient, à savoir, s'il reste fiable, si son diagnostic est validé.

Le médecin peut se tromper, il se trompe même, et cette attitude ne prend pas la même valeur. Il est fréquent de constater que la médecine classique est autorisée à découvrir ses impasses, ses manques. Les patients n'en tiennent pas rigueur, du moins, ils acceptent cet état de choses. Il est possible de supposer que la légitimité d'avance accordée au médecin autorise celui-ci à souffrir de carences, si toutefois elles ne se révèlent pas trop préjudiciables.

Cette tolérance envers le médecin disparaît totalement quand il s'agit d'un guérisseur. Son statut précaire et le mythe qui l'entoure vont l'obliger à ne commettre aucune erreur. La moindre faille lui serait fatale. C'est bien parce qu'il subsiste un doute quant à la qualité du magnétiseur que l'on observe une telle dichotomie.

Le magnétiseur est momentanément, ou même sur le long terme, l'être le plus important, médicalement parlant, pour le patient, et ceci jusqu'au jour où il échoue et devient ainsi le plus méprisable des rebouteux.

Cette ambiguïté constante nous amène à nous interroger sur la conviction des patients et sur sa fonction.

B - Une croyance fragile

Nous le voyons au cours des entretiens, les patients du magnétiseur sont tous suivis parallèlement par un médecin de famille. Aucun ne fait état d'un doute le concernant et aucun ne serait à même de se passer de ses services. Il faut noter que le magnétiseur n'encourage personne à déserter le cabinet médical, voire, il insiste sur le fait qu'il faille se rendre chez le médecin, car lui-même ne peut en aucun cas se substituer à lui.

Le magnétiseur se présente alors comme un plus, ou comme le seul recours après consultations multiples dans certains cas de maladies dites incurables. En effet, dans un premier temps, le magnétiseur sera complémentaire, dans un second cas, il sera perçu comme le dernier espoir. Mais jamais le magnétiseur n'est le seul praticien agissant sur la santé des patients. Il se situe plus dans un entre-deux, à une position excentrée qui le relègue à la périphérie ou encore à une place centrale, mais ultime et momentanée. Pour tout dire, fragile et précaire. Dans un premier cas, on vient le consulter parce qu'il apporte un soulagement d'un autre ordre. Dans un autre cas, on vient le voir parce que plus personne (sous entendu : les autres thérapeutes) ne peut plus rien pour lui. Une prise en charge totale, unique sur le long terme ne se vérifie dans aucun des cas entendus lors des entretiens. C'est après un diagnostic médical pessimiste que l'on vient consulter ou encore après une incapacité de la médecine à faire face à une pathologie. Le magnétiseur prend sans cesse le relais d'un autre praticien, d'un praticien légitimé. Pourrions-nous dire alors que la croyance en ce fluide magnétique est une croyance obligée ? Que c'est parce que d'autres, plus assermentés officiellement, se voient impuissants que le magnétiseur entre et peut entrer en scène ? Le magnétiseur, nous le voyons, est un praticien de deuxième instance. Il est jugé et validé toujours en rapport à un autre. Il ne se suffit pas à lui-même comme peut se suffire le médecin généraliste. Il paye le tribut de la comparaison et se doit ainsi d'être beaucoup plus performant du fait de son statut indéfini dans la réalité et dans l'inconscient social. Toujours victime d'une consultation dans l'après-coup, il est le *sauveur* potentiel, du moins l'espère-t-on, ou encore l'interlocuteur de secours, celui qui palliera aux imperfections du médecin, du moins, l'espère-t-on également. On le voit, sa place toujours en porte-à-faux ne lui laisse guère le loisir de ne pas être à la hauteur.

C - Une *magie* crainte et espérée

C'est bien son caractère confusément supposé ésotérique qui fait le tort du magnétiseur. Comme nous l'avons déjà vu, il conserve une situation professionnelle bien floue et à la lisière des autres disciplines dites occultes. Comme tout ce qui reste impalpable, invisible, le magnétisme fait les frais de l'amalgame populaire. Entre sorcier et rebouteux, le magnétiseur n'en finit pas de démentir le procès qui lui est constamment fait. C'est pourtant ces clichés récurrents qui lui apportent sa clientèle. Aussi étrange que cela puisse paraître, c'est bien parce qu'il est considéré comme un *magicien*, du moins comme un praticien possédant un pouvoir indéfinissable, à la limite du surnaturel, que l'on vient le consulter. C'est, en effet, sur le lit de la magie que se construit le bien-fondé de la réputation de certains magnétiseurs. Les croyances le desservent parfois tout en lui apportant son quota de patients. C'est peut-être aussi pour cette raison que l'impossible lui est souvent demandé. Ce n'est pas le magnétiseur qui affirme pouvoir soigner le cancer ou la sclérose en plaques. Les véritables magnétiseurs disent haut et fort qu'ils en sont incapables. Ils peuvent, au mieux, soulager la douleur, ce qui n'est pas négligeable au demeurant ; mais les patients estiment que les magnétiseurs sont capables d'un tel exploit. Parce qu'ils envisagent le thérapeute comme surpuissant et doué d'un potentiel surnaturel rare. L'attitude des patients nourrit les préjugés que chacun possède à l'encontre du magnétiseur. Ce sont les premiers à parler de divin, de caractéristiques hors normes. Jamais les entretiens ne font état d'autre chose. Pour tous les interviewés, il s'agit d'une femme ou d'un homme hors du commun. Certains lapsus en montrent l'étendue. Comme cette femme qui confond sans cesse monsieur Ney et madame

Rozé. Elle finit par parler d'un monsieur Rozé. Ce n'est plus d'une femme ou d'un homme dont il s'agit, mais d'un personnage, d'un phénomène, comme le disent certains. Désolidarisés de leur personne, les magnétiseurs apparaissent comme des entités spirituelles ou surnaturelles. Ils deviennent *le pouvoir*, ils disparaissent en tant qu'êtres humains.

Ce surnaturel dont ils se défendent est justement ce qui leur permet de consister en tant que magnétiseur. C'est parce qu'ils sont perçus comme cela qu'ils attirent leurs patients, alors même que ceux-ci s'en défendent quand ils sont interrogés. Tous croient, soi-disant, au fluide magnétique, mais se désintéressent complètement du phénomène. Aucun ne sait véritablement comment fonctionne le fluide. Le seul intérêt qui persiste est leur guérison, et si elle apparaît miraculeuse, c'est bien le dernier de leurs soucis. Ils attendent l'impossible et parfois l'obtiennent. C'est pour cette raison qu'ils sont beaucoup moins « laxistes » qu'envers leur médecin. D'une part, le magnétiseur arrive en dernière position dans la gestion de leurs maux, mais en plus, ils ne lui autorisent aucun échec… car ensuite ils ne seraient plus en mesure d'espérer une guérison.

Ainsi, chacun oscille entre croyance obligée et incrédulité masquée. Cela n'a en réalité que peu d'importance. Ce qui est ici essentiel, c'est que tous veulent y croire pour la raison suivante : ils sont acculés et ne savent plus à quel saint se vouer.

Le mot *saint* a son importance. C'est par ce terme que l'on qualifie parfois madame Rozé. Car bien sûr, elle ne peut être autre chose pour arriver à guérir l'incurable, les maux que les médecins ne peuvent prendre en charge. Les patients ont besoin de cette image forte pour continuer à avoir le sentiment de pouvoir se sortir de leur maladie.

Mais le pas est vite franchi. Le « saint » peut devenir le diable et ainsi renforcer l'image véhiculée le plus souvent contre lui, celle du charlatanisme. Il faut que le magnétiseur ait beaucoup de réussites pour voir sa clientèle se fidéliser et prendre de l'ampleur. Son droit à l'erreur se doit d'avoisiner le zéro pour cent, ce qui n'est, humainement, pas possible. Tout ceci pour garder un soupçon de crédibilité. L'usure du magnétiseur se situe à ce niveau-là. Souvent sollicité, constamment joint par téléphone, il doit trouver les mots justes, le diagnostic adéquat. Sa tâche s'avère plus lourde que celle du médecin qui bénéficie d'une assise de respectabilité beaucoup plus forte et d'un droit à l'ignorance, même si elle ne se manifeste pas ouvertement par certains d'entre eux. On le voit, la frontière entre l'adoration et la chute de l'aspect magique ne tient qu'à un fil.

D - Entre thérapeute et esprit

Une donnée d'importance vient recouvrir les entretiens d'un voile difficile à soulever. Chaque interviewé, comme nous l'avons déjà précisé, s'est prêté au jeu de l'entretien avec peu de réticence. Néanmoins, certains hésitaient à être confiants, et plusieurs ont été brefs, voire quasi muets. D'autres ont refusé avec une sorte de gêne douloureuse. L'idée que le magnétiseur puisse avoir accès aux récits et puisse reconnaître qui est à l'origine des propos ne fait aucun doute, mais cet état de choses ne nous conduit-il pas au-delà de ce simple aspect ?

Les phrases dithyrambiques à l'adresse du magnétiseur ne masquent-elles pas un vecteur d'importance qui dépasse la simple adoration dont la plupart d'entre eux semblent être sous l'emprise ?

Les entretiens débutaient souvent par une formule toute faite consistant à mettre en avant le fait qu'il n'y avait aucun reproche à faire, que madame Rozé était une femme formidable, que tout allait pour le mieux dans le meilleur des mondes. Mais personne n'ignore que les préjugés disent souvent qu'une personne qui peut faire le bien peut aussi faire le mal… Ces précautions premières quant à leurs discours peuvent admettre cette idée, alors l'adoration serait aussi une sorte de crainte. Certains, d'ailleurs, disaient que parfois madame Rozé n'était pas particulièrement de bonne humeur pendant les consultations, et que dans ces cas-là, chacun se méfiait et adoptait un profil bas. Nous restons là aussi dans le contexte du magique, du jeteur de sorts, du sorcier, en quelque sorte. Les confusions faites entre le magnétiseur, le magicien et le saint viennent à envelopper le thérapeute d'une foule de caractéristiques mouvantes qui viennent faire résonance avec les propos ci-dessus. En réalité, la croyance dans le magnétisme peut être fragile, autant, sans doute, que l'est la bonté de ce même thérapeute. Deux visages s'interposent entre les patients et le magnétiseur : le saint qui guérit miraculeusement et le sorcier qui punit irrémédiablement. L'un et l'autre n'appartiennent ni aux uns ni aux autres, d'ailleurs, mais se constituent de l'imaginaire collectif des mêmes partenaires. Le magnétiseur peut penser se sentir investi d'une mission tant le miroir que lui apportent les patients est empreint de ces données certifiées mystiques. Le bien et le mal se côtoient à la façon de la conception judéo-chrétienne, mais dans le registre du mystique qui ne lui est pas si étranger, finalement.

Cette image indéterminée du magnétiseur, ce flou quant à sa surface corporelle, quant à la difficulté de le définir avec des mots s'inspirent aussi probablement de cette comparaison inconsciente avec une forme de sainteté réversible, tantôt immodérément bonne, tantôt susceptible de devenir tout aussi immodérément mauvaise. Nous touchons là les limites du visible, élément qui n'échappe pas plus aux patients qu'aux médecins, le pas est facile à franchir si l'on compare les guérisons miraculeuses que pratiquait Jésus Christ et sur le fait que les prêtres gardent la possibilité de soigner même si cette pratique se perd, voire, est tombée en désuétude. L'imposition des mains se pratique depuis des millénaires par des êtres d'exception, ayant trait au religieux ou habilités par un groupe sectaire quelconque.

3. UNE PHOBIE DU MONDE MÉDICAL

Si la plupart des patients du magnétiseur consultent un médecin de façon régulière et conjointe à l'action du guérisseur, ils présentent des caractéristiques communes quant à leur rapport aux médicaments, à la chimie en particulier.

Tous ou presque le disent, ils ont vécu une mauvaise expérience au contact du corps médical. Soit ils ont été allergiques ou rendus malades par certains produits, soit ils ont été confrontés à "l'incompétence", à l'impuissance des spécialistes, des médecins en général.

Une fois de plus, leur démarche première consiste à aller chez le médecin. C'est dans un second mouvement qu'ils prennent une décision autre qui les distinguera du milieu médical. Ils en viennent donc tout naturellement à rejeter ces instances pour se diriger vers des soignants d'un autre type. Ils rencontrent chez le magnétiseur un médecin qui travaille sans soumettre le corps à une médication, sans soumettre le corps à une intervention violente de type chirurgical.

Le corps n'est pas malmené et traité comme une entité extérieure à l'esprit.

Ils ont affaire à une humanisation du soin, un respect du corps dans un premier temps, un respect de l'esprit dans un autre. Cette réunification des deux principes permet alors une conjugaison des paroles et de l'affection ressentie. C'est à partir de là que la maladie – qui reste le symptôme d'une parole qui ne sort pas, la plupart du temps parce qu'elle ne peut se dire – va pouvoir céder la place au discours ; lequel remplacera avantageusement le mal.

Le corps exprime souvent une parole. Il inscrit dans la chair le sens qui ne se dit pas. Quelque chose se dit au travers de la chair ; elle montre, elle désigne. Tant que la signification profonde de cette souffrance ne laisse pas la place aux mots, elle insistera jusqu'à léser le corps de façon profonde. L'action de notre psychisme sur notre corps peut gravement endommager ses fonctions. Le magnétiseur s'appuiera toujours sur cette notion pour porter ses soins. Systématiquement, il interroge le patient sur sa vie, sur ses problèmes. Il sait parfaitement qu'il ne peut s'occuper d'un corps sans prendre garde à la personne qui existe dans ce corps.

C'est la raison pour laquelle le magnétiseur est reconnu comme étant un praticien qui soigne la personne et non le corps des personnes. C'est là une différence de taille. Il ne considère pas la maladie. Il sait qu'elle est signe et non pas totalité. Un être humain n'est pas une maladie, mais un individu qui exprime une douleur par le biais de la maladie.

Dans les entretiens, cette notion de parole revient sans cesse chez les patients qui comprennent parfaitement bien la démarche du magnétiseur. Même si cela ne se fait pas au plan conscient, ils approuvent la technique et la méthode. Le magnétiseur soigne, mais comme tout praticien, il lui est nécessaire d'avoir, non pas l'accord du patient, mais du moins un minimum de renseignements sur lui afin de pouvoir diriger la cure dans un sens précis.

Avec cette connaissance des paramètres personnels de l'individu malade, le magnétiseur s'adressera à lui de telle façon, il orientera les soins dans un sens précis de façon à ne pas perdre de vue les motifs qui ont pu être à l'origine de l'éclosion de l'affection. Sans qu'il en réfère à son patient, le magnétiseur agira plus à tel endroit du corps, même si le patient lui affirme qu'il a mal à tel autre. Les paroles du patient en disent parfois plus long de façon tacite.

Nous le voyons, le magnétiseur doit non seulement posséder le pouvoir magnétique, mais aussi cette écoute particulière qui demande une grande attention. Les patients viennent sans connaître consciemment ce dont ils souffrent. Pourtant, la façon dont ils vont parler, la manière d'aborder tel sujet de conversation vont être des indicateurs précieux pour le thérapeute.

Même s'il semble poser des questions anodines sur l'état de la famille, sur l'activité professionnelle, le magnétiseur ne parle pas pour la forme, pour apparaître sympathique. Il parle pour apprendre de son patient. Très vite, il se fera une idée plus précise de l'affection. Il pourra relier tel événement avec telle souffrance du corps. Ainsi, il parviendra à diriger son fluide de façon plus intense dans telle direction, celle qu'il jugera plus adéquate.

Le magnétiseur n'hésite pas à rencontrer tous les membres d'une même famille. Encore une fois, il n'agit pas ainsi pour bénéficier d'un gain de temps lors de la consultation. D'ailleurs, il perdrait de l'argent en agissant ainsi : le prix d'une visite pour trois ou quatre personnes ne serait pas une opération rentable. Pourtant, il opère de cette façon. En effet, un dialogue s'instaure alors entre les membres d'une même famille, dialogue qui sera riche d'enseignement pour le thérapeute qui, non seulement permettra que se noue une parole entre eux, mais en plus, pourra comprendre comment et pourquoi ceux-ci souffrent de tels maux.

Cette connaissance de l'homme est un très grand soulagement pour les patients qui ne seront que rarement reçus de cette façon chez le médecin qui considère la maladie comme une chose indépendante du malade. Ils focaliseront leur action en direction du foyer infectieux sans vraiment se demander si un événement de premier ordre n'a pas pu engendrer cela. Ce dédain de la globalité du patient engendre parfois un désintérêt du patient pour le médecin et une recherche dans une autre direction. Le magnétiseur prend en charge la maladie et la replace dans son contexte. Il déplace ainsi la souffrance du corps sur un autre plan. La déplaçant, il peut enfin la faire ressortir de son silence, la montrer telle qu'elle est, c'est-à-dire comme un signe d'un malaise familial le plus souvent, si ce n'est toujours. Les patients le disent, le magnétiseur fait ressortir leur mal. Souvent, les entretiens font référence à ce fait. Il nous est dit que la douleur devient plus intense après la visite chez le magnétiseur. Puis elle s'éloigne ensuite définitivement. Le magnétiseur met la maladie sur le devant de la scène. Elle devient aiguë ; l'étant, elle n'a plus de raison de vivre. Sa mort résulte de la confrontation entre le patient et le magnétiseur qui a pu cerner son action sur le corps

Le magnétiseur qui soigne un nourrisson ne manque jamais de parler à la mère, ne manque jamais de consulter les deux personnes en même temps, parce qu'il sait que le lien qui unit ces deux êtres est ce qui est le plus important à ce stade de la vie. De plus, il n'hésite pas à considérer l'enfant comme une personne qui agit sur elle-même de façon morbide parfois, de façon grave souvent.

L'enfant de quelques mois n'est certainement pas traité comme un tube digestif sans monde symbolique. Au contraire, il sera considéré comme acteur de sa propre souffrance et sera ainsi perçu comme une personne distincte de la mère.

Le magnétiseur aide le plus souvent une mère à prendre conscience que son enfant est une personne, qu'il a besoin d'elle pour pouvoir devenir autonome et non pas rester dans la servilité de sa mère qui le suppose objet de ses désirs. Nous le voyons, à la limite de plusieurs disciplines médicales, le magnétiseur ne peut se permettre de laisser de côté l'aspect relationnel qui existe dans une famille. Tous les paramètres sont considérés et examinés. Parfois, il n'aura qu'un petit mot à dire qu'une douleur profonde puisse disparaître. Mais ce petit mot change tout l'univers d'une personne, lui permet d'affronter la vie. Parfois, les patients ne se rendent pas même compte de cela. Pourtant, ils sentent qu'ils sont guéris, aussi incroyable que cela puisse être. C'est aussi pour cette raison que le patient ne saura que rarement reconnaître l'efficacité du traitement. Ils n'ont rien vu, et pourtant la maladie s'éloigne. S'ils reviennent chez le magnétiseur, c'est leur inconscient qui les y mène le plus souvent. Leur conscient ne perçoit pas toujours le remède. Ils ne le sentent parfois pas et pourtant il agit, et ceci de façon très efficace.

C'est à cela que les patients de madame Rozé sont attachés. Cette "phobie" du monde médical est peut-être une phobie du silence sur le corps, une peur de l'erreur. Le médecin ne prend que rarement le temps d'écouter le discours du patient sur son affection. Il passe alors le plus souvent à côté du sens. Il semble poser une plaque opaque sur ce sens. À l'inverse du magnétiseur, il ne fera que masquer une fois de plus l'origine de l'affection en y apportant une fausse réponse, une réponse momentanée qui ne sera efficace qu'un certain temps, le temps que la douleur reprenne ses droits pour affirmer sa place, son sens.

C'est de cela que ne veulent pas les patients du magnétiseur, en plein accord avec les méthodes du magnétisme. Ils se savent à l'origine de leurs propres maux ; ils n'évitent pas les médicaments pour rien. Ils s'en passent souvent parce qu'ils savent qu'ils ne répondent en rien à leur souffrance. Ce savoir est caché en eux. Jamais ils n'expriment cela de façon claire et consciente. Pourtant, leurs discours l'affirment vivement. Ils ne comparent pas le magnétiseur à un médecin, mais plutôt à un être humain, même si cet être humain ressemble plus à un personnage, pour eux. Un personnage magique puisqu'il semble savoir tout ce qui se trame dans les têtes, tout ce qui réside en profondeur dans les esprits. Ceci parce que le magnétiseur est doué d'une grande capacité à écouter à travers les mots, à entendre ce qui ne se dit pas toujours. En réalité, il distingue ce qui parle de l'affection de ce qui reste un discours plus anodin, même si le plus souvent cette apparente banalité recèle déjà ce qui ne fonctionne pas chez telle personne.

Le magnétiseur ne porte pas de blouse blanche, il touche à peine son patient. L'imposition des mains consiste à passer près du corps, non pas le toucher. Il ne fait jamais déshabiller ses patients. Il les garde tels qu'ils sont arrivés. Ce respect du corps semble être un point fondamental chez les patients qui ne se sentent en aucun cas dépossédés de leur propre chair. Ces actions respectueuses ne tendent pas à manipuler, à inspecter le corps comme s'il se détachait de la personne. Souvent, le médecin en arrive à oublier qu'un être pensant se trouve dans ce corps qui est malmené, ausculté comme un objet.

Cette façon de réduire l'homme à un objet ne peut convenir à ceux qui ont fait les frais de cette médecine classique sans obtenir de résultat. L'échec de la médecine tient à cela aussi. Elle n'est pas vraiment une science de l'homme. Un médecin n'est pas censé connaître la psychologie, la fonction du symbolique chez l'homme. Le magnétiseur sait en revanche que c'est cette dimension qui s'impose et qui peut ou non permettre au patient de s'en sortir avec son aide appropriée. Le magnétiseur ne s'adresse pas à tous ses patients de la même façon. Comme nous l'avons déjà remarqué, il tient compte des différences entre les personnes, des caractères, de la façon de vivre, de se nourrir. Les renseignements qu'il considère le plus ne viennent pas nécessairement du corps lui-même. D'ailleurs, s'il a une connaissance autodidacte de la médecine, de l'anatomie, des différentes disciplines, il sait qu'il n'est pas indispensable de faire une prise de sang pour constater que tel patient souffre d'une affection grave. Nous pouvons noter que des examens approfondis pratiqués en laboratoires médicaux peuvent passer à côté de la lésion ; soit parce qu'elle est en train de naître, soit parce qu'elle est indécelable par ce biais.

Le magnétiseur ne tremble pas devant sa tâche. Il a le devoir de dire ce qu'il entend, ce qu'il pressent. Parfois, il renvoie le patient chez un médecin qui n'a pourtant pas décelé la moindre affection. C'est à ce moment-là que le magnétiseur n'hésite pas à insister, voire à désigner la région du corps où se situe la maladie. Souvent, il peut sauver des vies de cette façon, simplement parce qu'il écoute attentivement et parce qu'il entend et voit où se trouve l'origine du problème. Le médecin aura beau démentir cela, le magnétiseur réitérera son souhait de voir son patient retourner dans le centre d'examens. Madame Rosé contacte certains praticiens en ce sens et elle reçoit nombre de courriers la remerciant et indiquant qu'elle avait effectivement raison au sujet d'un patient. Rien n'échappe au magnétiseur. Il prend le temps suffisant pour comprendre, n'hésite pas à donner de son temps la nuit, le soir au téléphone, en relation directe. Même si cela lui demande bien des efforts, il n'aura de cesse de déceler l'origine de l'affection.

Une fois de plus, la méthode magnétique n'ignore pas la complexité humaine. Si le magnétiseur sait comment le psychisme peut organiser la maladie, la créer, il sait aussi comment revenir au point d'origine de celle-ci, et c'est bien là que se dirigent ses efforts. Ses mains lui permettent de se faire une idée de la maladie. Il ressentira le foyer infectieux, mais il cherchera confirmation auprès de ses patients. Non pas en leur demandant directement ce qu'ils ont à tel endroit, mais plutôt en restant vigilant sur le discours. Ses questions l'amèneront tôt ou tard à faire le lien entre la douleur morale et la lésion corporelle. C'est à ce moment-là qu'il choisira le mode de soins le plus approprié. Sans potion magique, sans le moindre médicament, sans la moindre intervention brusque sur le corps, il verra le mal s'en aller. Encore une fois, ces actes ne recèlent aucune magie. Le symbolique, le magnétique jouent leur rôle comme un puissant médicament. Cependant, ce dernier entre dans le corps de façon douce et ne présente aucun danger.

Le magnétisme propose une gamme de soins extrêmement efficaces. C'est parce qu'il n'est pas visible et ne prend pas la forme d'un cachet qu'il souffre d'une si mauvaise réputation.

4. Une méconnaissance
du phénomène magnétique

Tous les entretiens font part de ce fait : aucun des interviewés ne sait, de près ou de loin, ce que signifie le magnétisme et encore moins comment ce fluide agit au sein de leur propre corps.

Comment étudier cet aspect relativement étrange de leur personnalité ?

Il est vrai que le fait de se rendre chez le médecin ne renseigne pas véritablement sur ce qu'est la médecine, encore moins sur sa pratique. Le médecin prescrit le plus souvent des médicaments, et rares seront ceux qui demanderont quels sont les composants essentiels contenus dans le cachet. Cette attitude, si toutefois elle est généralisée, montre à quel point le patient se soumet à un savoir qu'il ignore. Il s'en remet entièrement à un spécialiste dont la compétence n'est quasi pas remise en cause. D'un côté, le savoir, de l'autre, l'ignorance et la douleur. Les positions sont claires : une attitude de demande, une autre d'offre.

Chez le magnétiseur, nous observons le même principe. Dès que le patient se place "entre les mains" du magnétiseur, il se décharge totalement du poids de sa maladie ou de son malaise. Comme l'expression ci-dessus l'indique, il dépose son corps entre les mains du magnétiseur, et ceci au sens propre comme au figuré. Complètement déresponsabilisé de son enveloppe charnelle, il ne répond plus de lui-même. Il a confié son corps et souhaite vraisemblablement que l'action du thérapeute opère sur lui, mais sans lui, sans le recours à ses propres compétences.

C'est peut-être pour cette raison que le fluide magnétique est rarement l'occasion d'un questionnement. Encore une fois, seul le résultat compte. Un peu comme l'enfant qui ne dispose pas suffisamment de son corps pour satisfaire ses besoins, le patient se défait de lui et ne s'occupe plus de rien. L'acte du thérapeute se suffit à lui-même et il semble que les passes effectuées ne posent aucun problème à quiconque. Pour avoir observé les attitudes des patients, certains ferment les yeux comme pour mieux s'abandonner aux soins prodigués. Il n'y a qu'un pas pour penser que le magnétiseur pourrait modifier sa façon de faire sans que le patient en prenne conscience.

Il ne s'agit pas de parler de dédain pour le magnétisme de la part des patients. Il apparaît que le champ de significations est plus vaste et relève plutôt d'un abandon total ou presque. Le moment du soin ne revêt pas l'importance la plus frappante. En effet, il faut une question précise pour que chacun parle des sensations ressenties. Par contre, il est fait mention du produit des soins, des effets. Et c'est là l'essentiel pour tous. Peu importe que le magnétiseur mette l'accent sur telle partie du corps en imposant ses mains ; peu importe que le magnétiseur passe plus de temps sur un sujet qu'à l'accoutumée. L'essentiel réside dans le fait que la guérison vienne à point.

En prenant soin d'interroger les patients sur ce qu'est le fluide magnétique, chacun a pourtant sa petite idée. Qu'elle soit totalement floue ou complètement imaginaire, elle confirme le fait que cela a peu d'importance. Le magnétiseur est soit une incarnation divine, soit un être doté de dons de naissance exceptionnels. Ces images suffisent largement pour qu'ils adhèrent, non pas à la théorie dont ils ne savent rien, mais à une croyance fragile qui sera renforcée si le résultat est positif, ou fragilisé si les effets ne se font pas attendre là où il le faudrait. Cette croyance, nous le précisons, n'est jamais remise complètement en cause. Le taux d'échecs est extraordinairement bas. Nous reviendrons sur ce point plus tard.

Quelques vagues notions personnelles quant à la direction et la forme de la thérapie suffisent pour satisfaire les patients. Aucun n'a pu prononcer le nom de Mesmer. Aucun n'a pu tenir de discours s'appuyant sur des écrits ou des études d'ordre pseudo-scientifique, voire scientifique. Le soin est un moment charnière entre la souffrance et la guérison. En lui-même, il ne paraît pas avoir de véritable consistance aux yeux des patients. Nous parlons exclusivement de la pratique du magnétisme, à savoir l'imposition des mains. Nous excluons d'ores et déjà les échanges verbaux qui participent aussi de la thérapie, mais nous les classons à part pour l'instant. Ces attitudes irresponsables nous enseignent sur la capacité à envisager le corps, d'autant plus que nous avons vu que la plupart des personnes interrogées refusent l'ingestion de substances chimiques, du moins, ne sont pas attirées par la médicamentation. Comment expliquer, d'une part, cette désaffection quant à l'influence du magnétisme dans leur corps, et d'autre part, cette investigation anti-cachets ? Les propos mis en avant quant à ce problème montrent que d'un côté l'action des produits dans les corps est plus ou moins redoutée, alors que les effets du fluide magnétique ne le sont pas du tout. Cette composante récurrente dans l'ensemble des entretiens ne peut se comprendre sans reprendre les données déjà mises en avant dans les autres chapitres de l'analyse. Nous avons vu, en effet, que le magnétiseur se consulte en dernier recours, comme s'il ne se passait pas de l'intervention proprement médicale dans l'esprit des patients. De la même façon, ici, les personnes interrogées profitent alors du fait qu'elles n'ont plus d'espoir d'un côté pour se diriger vers un autre. Ce type de comportement se passe alors de méfiance ou d'intérêt. Se sentir acculé à n'avoir plus le choix ne peut entraîner qu'une confiance obligée et absolue. Même si celle-ci ne prend pas une forme "naturelle", cette confiance se doit d'être, au risque de voir l'espoir disparaître totalement, comme nous l'avons déjà vu plus haut. Le magnétiseur se voit alors investi d'une mission parfois impossible dans certains cas : celle de réussir là où tous les praticiens ont échoué. En cela, le patient demande parfois beaucoup, voire le miracle, au thérapeute. À quoi bon se demander alors comment fonctionne le fluide magnétique quand on se retrouve dans une situation à l'issue douloureuse? Il n'est pas temps de s'encombrer de ce genre de questions, pourvu que l'effet souhaité opère. Nous avons là une sorte de contradiction si nous comparons l'attention que portent ces mêmes patients envers les actes de la médecine légitime, et à ceux du magnétisme. Les médicaments sont le plus souvent rejetés quand ils n'offrent plus de confort notable ou encore quand ils rendent malade. La question de savoir si le magnétisme rend malade ne vient à l'esprit d'aucun. Pourtant, si l'on en croit les propos du magnétiseur, une action trop prolongée, ou même une simple action peuvent rendre malade si le magnétiseur agit sans expérience. Ce dernier prévient aussi, dans d'autres circonstances, la douleur peut augmenter soudainement pour mieux disparaître ensuite. Dans leur grande majorité, si les médecins ne croient pas à l'action du magnétisme, nous avons vu que cela résultait de l'invisibilité du fluide et de sa difficile capacité à être quantifié. Pour les patients, ce paramètre négatif pour la médecine devient un vecteur positif.

Cette même invisibilité devient alors une garantie contre des effets dangereux. Chacun parle de médecine naturelle, voire de médecine douce, comme il est possible de le dire pour la médecine par les plantes. Alors que chacun sait que les plantes peuvent s'avérer extrêmement dangereuses si elles ne sont pas connues, mal dosées, mélangées à d'autres produits, etc.. Mais si les plantes se voient, le fluide, non. Ainsi, il n'est jamais envisagé comme un principe négatif. Il ne semble pas faire peur. Pourtant, à voir de la viande animale magnétisée, il serait irresponsable de ne pas se poser la question de la possible dangerosité de ce fluide, si toutefois une personne non avertie venait à s'en servir sur autrui. En effet, la viande magnétisée devient sèche et dure comme un morceau de bois. En aucun cas, elle ne pourrit ou ne s'altère. En outre, elle peut se conserver pendant de longues années. Sur ce plan-là, nous pouvons réellement voir les effets du magnétisme et nous rendre compte de son action sur le corps, en l'occurrence, sur les muscles.

Le changement de forme, la modification impressionnante du produit de base ne devraient pourtant pas laisser de marbre. Il aurait probablement été utile de demander aux patients s'ils avaient déjà vu ce phénomène et ce qu'ils en pensaient, pour s'assurer qu'ils aient bien en tête les possibles actions du fluide.

De même que le laser, dont le rayon reste invisible, le fluide agirait-il autant que lui ? Du moins, les patients s'imaginent-ils qu'ils ont affaire à ce genre de procédé ? Autant de questions qui resteront en souffrance, malheureusement, pour l'instant.

Il est un autre facteur qui peut intervenir quant à ce désintérêt pour le magnétisme dans ses principes actifs. Le soin provient d'un être humain, ce n'est ni un produit manufacturé ni même l'action d'une machine. C'est peut-être là le nœud de notre réflexion. Le médicament, si l'on peut dire, le soin en tout cas, est émis par une personne humaine, qu'elle soit supposée divine ou pas, elle reste humaine dans la réalité.

Cette dimension est tout à faire rare ; le magnétiseur ne se sert d'aucun objet tiers, d'aucun produit. Il donne son corps, de son corps. Ceci est unique dans l'histoire de la médecine, car même les kinésithérapeutes usent d'un certain nombre d'outils, comme les aimants, d'ailleurs. Ils mettent un objet entre le patient et eux-mêmes, autrement dit, ils séparent les deux corps par un troisième lieu.

Entre le magnétiseur et le patient, aucun lieu d'adresse du symptôme ne peut être investi si ce n'est le corps du magnétiseur lui-même. Si les patients peuvent se méfier dès lors qu'un troisième élément entre en ligne de compte, ce n'est pas le cas chez le magnétiseur. Pourtant, il serait possible de se demander si le fluide lui-même ne joue pas ce rôle de tiers lieu. En réalité, il semble qu'il symbolise le passage d'un corps à l'autre, plutôt que la séparation d'un corps à l'autre. C'est peut-être cette liaison fusionnelle qui est à l'origine de la confiance faite au magnétisme. Comme le corps de la mère transmet le lait, l'amour, le magnétiseur réactualise ce lien et de ce fait remporte la plus évidente confiance qui soit. Le patient s'abandonne et bénéficie de ce rapport très particulier. Si le magnétiseur ne touche pas son patient bien qu'il place ses mains suffisamment près du corps pour que le patient en ressente une vive chaleur, son acte se substitue avantageusement à celui d'une mère.

La sensualité du geste suppose ce rappel de la tendresse maternelle et apaise avant même que le fluide puisse faire son effet. Nous le découvrons dans les entretiens, le magnétisme agit dès lors que les patients pénètrent dans le lieu où soigne le thérapeute. Ils sentent leur corps se relâcher entièrement et s'abandonnent. Ils peuvent ressentir alors de vives émotions. Certains pleurent, d'autres s'endorment, comme si le soin ramenait à un bien-être total. C'est ce qui se produit la plupart du temps. Mais il serait trop simpliste de voir les choses selon ce point de vue. La mère peut être supposée mauvaise et être le réceptacle des craintes, de la peur. Cette donnée transparaît tout de même dans les entretiens. Si la confiance est absolue, une certaine crainte semble se dessiner toutefois. Certains patients ont refusé de se prêter à l'entretien, d'autres qui ont accepté ne se sentaient pas particulièrement à l'aise et voulaient savoir si le magnétiseur lirait, écouterait, prendrait connaissance de leurs propos. Comment interpréter cette méfiance ? La peur de déplaire serait-elle un facteur important ? La mère satisfaisante pourrait-elle devenir une mère redoutée ? Il semble, quand même, que cette peur relative s'exprime au travers de certains discours. Ainsi, des patients diront que lorsque le magnétiseur n'est pas de bonne humeur, autrement dit, quand il est fatigué, il n'est pas bon de trop se manifester. Beaucoup disent que dans ces cas-là, il vaut mieux se faire tout petit et ne pas importuner le thérapeute. Cette peur s'articule plus autour d'une possible séparation d'avec le corps du magnétiseur. Il s'agit de conserver son amour supposé et, pour se faire, de se tenir digne de cet amour. Cette rencontre étonnante entre le patient et le magnétiseur comporte bien des paramètres conjugués. Le fluide lui-même agit, mais la confiance accordée au magnétiseur répète probablement le désir de sentir le grand corps maternel prodiguer les soins d'une enfance à jamais révolue.

5. La mise en avant de la parole

Les patients de madame Rozé savent très bien distinguer le magnétiseur du médecin. Il ne fait aucun doute pour eux que le magnétiseur a une fonction tout autre. Tous le disent clairement, le médecin ne prend pas le temps de parler avec le patient. Cette donnée semble être au centre des préoccupations des malades. Qu'ils le perçoivent consciemment ou non, les patients ont ce besoin d'évoquer leur souffrance, de la porter au niveau du sens pour accepter, si l'on peut dire, que le soin puisse porter ses fruits.

Le magnétiseur inclut cette dimension d'importance dans le champ de son action, parce qu'il n'évite pas la parole du patient dans la mesure où il le considère comme une personne humaine avant que de l'envisager comme une maladie.

Nous l'avons déjà vu, le magnétiseur considère la personne dans sa globalité, voire comme appartenant à une famille dans son ensemble signifiant. Il ne détache pas le patient de son contexte socioculturel, au contraire, il tente de lui faire approcher sa vérité au travers de sa parole.

C'est là une importante différence avec le médecin qui déresponsabilise le patient de son mal. Loin d'accuser son malade de quoi que ce soit, le magnétiseur l'amène tout en douceur à prononcer la version supposée concernant sa souffrance. Il obtient ainsi les éléments essentiels à son diagnostic. Madame Rozé sait ainsi parfaitement reconnaître une maladie dont l'origine est psychosomatique, d'une affection purement organique. C'est parce que son oreille se tend de façon aiguë qu'elle arrive à ajuster ses soins, à entreprendre telle ou telle forme de thérapie. Avec peu de renseignements, elle arrive à dégager les significations qui manquent au malade pour qu'il puisse retrouver le nœud de son affection. Ce faisant, elle défait la complexité et amène celui qui apporte du sens à laisser tomber l'expression purement corporelle de sa douleur.

Pour mieux expliciter ce fait, il est bon de donner quelques éléments théoriques concernant le langage et le corps.

Chacun sait que l'homme se distingue de l'animal parce qu'il a cette capacité à parler, à envisager l'espace symbolique. Si le corps semble indépendant, voire étranger à la pensée, au langage, certaines maladies dites nerveuses expriment très clairement le rapport inextricable qui existe entre les deux. Mesmer a toujours avancé que le magnétiseur soigne les maladies nerveuses, et pour cause ! Ce sont toutes les composantes humaines qui sont explorées chez le magnétiseur. Aucun paramètre n'échappe au thérapeute qui se doit d'être très vigilant quant à son rapport au malade.

La première chose que fait le magnétiseur est un travail d'écoute. Avant d'imposer ses mains, il traite les informations qui lui sont apportées. Loin d'abonder dans le sens du patient, il lui arrive de comprendre au travers des mots, d'entendre au-delà de ce qui est dit. Parce qu'il a une connaissance profonde du psychisme humain, il sera à même de déceler ce langage profond que Freud appellera l'inconscient. Rappelons que les travaux de Mesmer ont permis à Freud de parfaire sa théorie. Le magnétiseur n'ignore pas que le corps est avant tout un support d'expression ; comme la toile du peintre, il exprime du sens là où les mots sont encore impuissants à évoquer.

Cette signification cachée, restée entre les mailles des tissus humains, doit se formuler de façon consciente. Le magnétiseur cherche en ce sens avec l'aide de son patient. Cette fantastique capacité à déceler la raison des maux apparaît très clairement chez madame Rozé qui du fait de sa grande expérience, peut très vite percevoir que le corps n'est pas lésé, mais que le psychisme tente de se faire entendre au travers du corps. Il lui arrive fréquemment de penser que tel élément du discours rend compte de la souffrance. Elle peut même savoir pourquoi la douleur prend son siège à tel endroit précis du corps.

Le corps parle en silence, sans le concours du malade. Il est difficile de diagnostiquer. Si les mains du magnétiseur peuvent localiser l'endroit où se situe l'affection, il devra de plus connaître certains éléments qui donneront le sens. Mais le message est le plus souvent codé, flou, difficile à exprimer dans la mesure où il reste majoritairement à l'état d'inconscience. À force d'écoute, le magnétiseur composera, construira le texte qui se dégage alors de façon éparse. Au fur et à mesure, il obtiendra la signification et organisera alors ses soins en fonction de ces données. Madame Rozé, à force de travail et d'expérience, peut assez rapidement se faire un avis sur un nouveau patient. Il ne lui faut pas très longtemps pour percevoir qu'un désordre d'ordre affectif ou professionnel est à l'origine de la souffrance du corps. Parfois, même, elle se contente de renvoyer le patient en l'accompagnant de certaines paroles qui feront mouche à chaque fois. Parce qu'elle saura faire disparaître la douleur en mettant des mots à sa place. Le sens ainsi révélé empêchera l'expression somatique de se perpétuer. La personne s'en ira donc guérie, sans trop savoir d'ailleurs pourquoi et comment. Le magnétiseur a prononcé quelques mots en apparence anodins. Il a refermé sa porte et le patient s'apercevra immédiatement ou un peu plus tard, qu'il ne souffre plus.

C'est aussi pour cette raison que le patient fait le rapprochement entre sa visite chez le magnétiseur, et sa guérison, même s'il lui arrive de douter de ses effets. Que le patient ne comprenne pas vraiment ce qu'il se passe n'est pas le problème du magnétiseur qui n'est pas un pédagogue. Il est un interprète dans la discorde, dans le langage, rien de plus. À lui de juger si le malade qui se présente souffre ponctuellement de son corps pour une raison assez simple, qu'il exprime d'ailleurs dès son arrivée dans le cabinet de consultation, ou si la cause est profonde et enfouie. Le magnétiseur demandera à revoir le patient s'il sent que, effectivement, il lui faut du temps pour permettre à la parole du patient de revenir à la surface de son psychisme. Mais il peut aussi voir le malade une seule fois et le renvoyer aussitôt parce qu'il aura suffi de ces quelques mots pour découvrir une cause presque visible de l'extérieur, dans l'écoute.

Pour exemple, le magnétiseur peut poser une question. Le patient répondra et fera inconsciemment le lien avec son affection. Le lien se fera alors automatiquement entre le sens et le corps. Le symptôme, alors, disparaîtra. En quelques minutes, le magnétiseur a fait son effet. Le patient peut repartir en restant surpris d'être aussi vite éconduit. Ce qu'il ne sait peut-être pas encore, c'est que son affection va disparaître comme elle est venue. Certains patients seront capables de faire la relation de cause à effet, d'autres non. Toutefois, cela n'est plus du ressort du magnétiseur qui s'effacera une fois sa mission accomplie.

Les entretiens font état de cette capacité à entendre et à agir sur les mots du corps comme de ceux de la parole. Beaucoup évoquent ce besoin de dire. Inconsciemment, ils savent que le dépôt sacré de leur parole ne restera pas dans l'oubli. Le magnétiseur sera perçu comme le dépositaire, le témoin du sens. Concentrant ainsi le savoir de la souffrance du patient, celui-ci viendra encore se raconter auprès de celui ou celle qui sait comment redonner forme à un discours de moins en moins flou, de plus en plus logique et concevable. Petit à petit, le magnétiseur rend la personne à elle-même, il est ce support, ce miroir qui renverra l'image réelle de la personne. Les patients ne s'y trompent pas et ils viennent se trouver, chercher à cet endroit, dans le corps du magnétiseur, leur propre corps. Le fluide magnétique agit fortement en cela qu'il apporte cette transmission langagière symbolique, autant que magnétique. L'organe lésé redevient un organe fonctionnel à partir du moment où il n'est plus le siège d'une incompréhension. La douleur cède sa place, elle n'a plus lieu d'être. Elle a été remplacée par le savoir du magnétiseur qui n'est autre que le propre savoir du malade. Mais de cela, le patient ne se rend pas forcément compte.

L'interprète qu'est le magnétiseur rappelle une sorte de mécanicien qui remplace symboliquement une pièce défectueuse par une pièce existante, à la différence près qu'il nettoie cette pièce de ses avatars insignifiants en apparence. Redonnant sens à ce qui a entraîné la lésion, il libère son patient de la douleur qui ne sert plus à rien pour exprimer.

Le langage verbal remplace le langage du corps et rend le patient à la santé. Nous passions ainsi d'un langage muet et charnel, à une parole active, à un don qui se substitue à la douleur. Le fluide magnétique a décelé et a permis de soutenir l'opération. Il a non seulement régénéré les tissus, mais a aussi désenclavé l'affection en lui permettant de s'exprimer hors du corps, par le biais de la parole vraie.

L'acte peut se résumer à quelques séances ou un grand nombre, ceci en fonction de la plus ou moins complexe intrication du sens dans le corps. Le magnétiseur sort le mal du corps, le prend sur lui, et injecte une source magnétique régénérante dans le corps du malade. Il n'est donc pas très étonnant que le magnétiseur souffre à son tour de l'affection du malade. Madame Rozé souffre notamment de problèmes hépatiques liés aux soins prodigués sur un enfant gravement malade. C'est le corps du magnétiseur qui aspire le mal, le contient, le capture ainsi.

Les patients ignorent cela. Ils repartent sains et rassurés, laissant leur thérapeute en proie à des nausées, des maux de toutes sortes.

C'est là aussi le sort de ces êtres qui soignent de façon fort originale sans que personne ne puisse vraiment savoir comment. Nous le voyons, le procès qui leur est fait se passe de compréhension. Bien difficile de transmettre une méthode qui apparaît si étrange devant la forme de la médecine classique qui fait rarement entrer en ligne de compte l'aspect symbolique des choses. Le symbolique entre dans le champ du magnétisme par la grande porte. C'est avec lui et en lui que la thérapie opère. Elle n'est que peu visible. Seuls ses effets se font sentir et c'est là l'essentiel. Alors, devant l'ignorance, le magnétiseur exerce son métier, reste muet et tente de dépasser les jugements. Il lui est totalement impossible de justifier ses soins. Parce que chaque "cas" est différent, parce que chaque cure est différente, il ne peut tabler sur des résultats quantifiables et répétés. Il existe pourtant bien une répétition. Cependant, elle ne peut se mesurer de façon scientifique. Les termes de la répétition ne peuvent se quantifier parce que la structure reste identique, quand bien même les patients seront différents. Sans possibilité de faire connaître les tenants et aboutissants d'une pratique complexe, le magnétiseur fait les frais de l'incompréhension la plus totale. Il en sera sûrement ainsi encore longtemps parce que le symbolique reste ignoré de la conception humaine, parce que la méthode du magnétiseur reste encore trop obscure à celui qui ne croit que ce qu'il voit. Comment expliquer qu'une trace telle qu'un zona, un problème dermatologique faisant "tache" sur le corps, c'est le cas de le dire, disparaisse aussitôt, ou presque, quand le magnétiseur a posé ses mains au-dessus de l'affection ? La sorcière revient vite à la charge, la magie reprend ses droits. Pourtant, le magnétiseur averti ne s'en étonne plus le moins du monde. Il sait bien que rien n'est magique dans cet acte. Il ne peut simplement pas exprimer comment le prodige se produit, bien qu'il sache très exactement pourquoi. Il existe vraisemblablement aussi une dimension inconsciente chez le magnétiseur lui-même. Il n'est parfois pas besoin pour lui de connaître plus avant les raisons qui amènent le patient chez lui. Machinalement, il va appliquer ses mains, ou dire quelques mots, ou encore les deux, pour voir la maladie se chasser elle-même. Certains parleront d'intuition, d'autres d'expérience. C'est certainement la deuxième explication qui vaudra dans ce cas précis.

Entre modernité et archaïsme émerge cette méthode de soins aux résultats parfois importants. Loin d'apporter des réponses complètes, ce récit est plus un témoignage étoffé qu'une véritable étude approfondie. Oscillant entre des points subjectifs et des données objectives, l'ouvrage se veut pareil au magnétisme, à la limite entre le visible et l'invisible.

Photocomposition
Nathalie Costes

DÉPÔT LÉGAL
Mars 2016

Imprimé par Books on Demand GmbH, Norderstedt, Allemagne